Me aconsejan que lo lleve al logopeda

A pesar de haber puesto el máximo cuidado en la redacción de esta obra, el autor o el editor no pueden en modo alguno responsabilizarse por las informaciones (fórmulas, recetas, técnicas, etc.) vertidas en el texto. Se aconseja, en el caso de problemas específicos —a menudo únicos— de cada lector en particular, que se consulte con una persona cualificada para obtener las informaciones más completas, más exactas y lo más actualizadas posible. EDITORIAL DE VECCHI, S. A. U.

Colección dirigida por Bernadette Costa-Prades.

© Editorial De Vecchi, S. A. 2019
© [2019] Confidential Concepts International Ltd., Ireland
Subsidiary company of Confidential Concepts Inc, USA
ISBN: 978-1-64461-368-9

Nadira Anacleto
Sylvie Baussier

ME ACONSEJAN
QUE LO LLEVE
AL LOGOPEDA

¿Es realmente necesario?

dve
PUBLISHING

Introducción

Le han recomendado que lleve a su hijo al logopeda, pero ¿quién le ha dado ese consejo? ¿Un profesor, el padre de algún alumno con quien charla en la puerta de la escuela, un familiar? Algunas personas creen que la logopedia es una especie de remedio milagroso. Si el niño articula mal a los tres años, si no lee con fluidez en primero de primaria, si aún comete faltas de ortografía en el momento de pasar a sexto, se le lleva rápidamente al especialista. Puede que sea necesario, pero también puede que no.

¿Por qué precipitarse? Es como si ir al logopeda fuera una especie de moda. No obstante, hay que tener en cuenta, por lo menos, tres factores que influyen en esta decisión. En primer lugar, la presión es importante, pues, en nuestra sociedad, la escritura está en el centro del conocimiento. En el momento en que el niño entra en la escuela, ya desearíamos que supiera leer lo antes posible, pues nos preocupamos por su futuro. ¿Y si fracasa en sus estudios? ¿Y si acaba en el paro? ¡Y, sin embargo, sólo está en primero!

La segunda presión procede de las propias familias. ¡Hoy en día tenemos pocos hijos y queremos que sean perfectos! Desde hace una decena de años, cuando un niño tiene ligeros problemas de articulación o manifiesta dificultades con algunas palabras, los padres ejercen sobre él una gran presión, lo cual no mejora en absoluto su situación.

La escuela también interviene, demasiado en algunos casos: desde cuarto curso, se aconseja ir al logopeda por precaución, por miedo a pasar por alto un problema grave. Lo que está claro es que no hay que confundir el seguimiento logopédico con las clases particulares de francés o de matemáticas. En efecto, no se trata de sacar mejores notas en el próximo examen, sino de mejorar las herramientas de la comunicación con los demás, tanto las orales como las escritas, para que el niño pueda desarrollarse y plantearse el futuro de forma plena.

En algunos casos, la ayuda de los padres basta para liberar al niño de estas preocupaciones pasajeras; en otros, se impone un seguimiento logopédico. Si su hijo sufre, tendrá la posibilidad, por medio de estas sesiones, de recuperar el gusto por comunicarse y mejorar de esta manera las herramientas destinadas a ello. Supondría un grave error privarlo de ello.

Capítulo 1

¿Cómo le llega
la palabra al niño?

**La primera infancia es el periodo de las primeras
veces: la primera mirada, la primera sonrisa
y los primeros balbuceos. Y, de pronto, un día llega
la tan esperada palabra. Seguro que lo recuerda:
así, sin avisar, el bebé soltó papapa y usted reconoció
inmediatamente papá. ¡Menudo regalo de parte
de este pequeño de poco más de un año!**

Ya en la barriga...

Mucho antes de nacer, el bebé empieza a preparar
su oído, así como los órganos que necesitará para
comunicarse más tarde mediante la palabra:
mueve los labios, traga y expulsa líquido amniótico
como lo hará más tarde con el aire, y puede que,

incluso, se chupe el dedo. Además, se mueve dentro de la barriga de su madre, y esta interpreta sus sensaciones: «Está muy nervioso esta noche, he debido de tomar demasiado café», o bien: «Está tranquilo, estoy segura de que le gusta la música clásica», o: «¡No para de dar patadas, será tan agotador como lo fue el mayor!». En una palabra, la madre ya lo hace existir en su imaginación, aunque, cuando nazca, tendrá que adaptarse a como realmente es. El bebé oye, sobre todo, la voz materna —por resonancia— y las voces familiares, como la de su padre, así como los ruidos del ambiente: la televisión, los ruidos de máquinas... Por la noche: reposo, calma total. El bebé percibe esas alternancias, asociadas a sus movimientos y a sus humores fluctuantes, de forma global. En realidad, esto es lo que suponemos, pues estamos muy lejos de saberlo todo sobre lo que ocurre dentro del útero, especialmente en lo que respecta a lo que el niño puede captar del exterior.

Comunicación al aire libre

Cuando nace, el niño respira y grita, levanta la voz en cuanto se presenta ante el mundo. Según el caso, se tratará de una futura soprano o de un bebé discreto y tranquilo. Algunos gritan durante todo el día, y dejan exhaustos a sus padres, que se preocupan y se preguntan por qué lloran. Se trata de un inicio de comunicación al que sus padres intentan responder. Se preguntan: «¿Hemos entendido bien su mensaje?». Las necesidades del niño giran esencialmente en torno a la alimentación y el descanso. Pero muy pronto empieza a expresar también sus estados de ánimo: siente la necesidad irrefrenable de recibir cariño en los brazos de sus padres, se siente melancólico cuando anochece, o bien tiene una pequeña pesadilla nocturna, o se enfada si el biberón se retrasa, etc. Observamos que la comunicación parte de la sa-tisfacción de las necesidades vitales, o de la falta de esta, y el bebé sonreirá o hará una mueca para orientarnos: ¡se está comunicando!

Recapitulemos. El bebé respira: «es la respiración la que permite el habla». Grita, balbucea y se calla: es la alternancia entre el silencio y la palabra la que inicia la comunicación. Usted intenta comprender, intercambia con él miradas llenas de intensidad: los intercambios visuales y auditivos del diálogo se ponen en marcha. Él le responde sonriendo, contoneándose, gritando con toda su fuerza o arqueándose en sus brazos: intenta hacerse comprender con las posturas de su cuerpo, con su voz y con sus gestos. ¡Ya sólo le falta hablar! Entre los dos y los cinco meses, se estrena con vocalizaciones, a las que usted contesta espontáneamente. Y un día se pone a reír, confirmando que ha entrado en la comunidad de los seres humanos. Por lo general, entre los cuatro y los seis meses, empieza a balbucear, lo cual es algo más elaborado. De hecho, sólo retiene los sonidos de su lengua materna: el niño no necesita aprender la (r) gutural francesa si su madre no es francesa. Capta los ritmos, los acentos y las tonalidades de su lengua, ya se trate del dialecto piamontés o de la lengua tamul. Así pues, el niño debe entrenarse con ahínco para poner a punto la «música» antes de colocar palabras sobre ella.

Palabras que vuelan

Todo este trabajo intenso le lleva a poder pronunciar un buen día *papapa* o *tata* en el momento apropiado, lo que usted, emocionado, interpretará como: «¡Quiere ver a su padre!» o: «¡Reconoce a su hermana mayor, Tatiana!». ¡La gran aventura del lenguaje, que es inseparable de la comunicación, acaba de comenzar!

A partir de los 14 meses, el bebé utiliza una palabra o un esbozo de palabra de manera específica: *ga*, cuando ve un gato o cualquier otro animal de cuatro patas, *papá*, cuando quiere que le coja en brazos el héroe de su padre. Una nueva hazaña tiene lugar hacia los 17 meses en los bebés más precoces: asocian dos palabras (un nombre y un verbo o un adjetivo), para complicar el mensaje: «Tata macha», porque se ha dado cuenta de que su hermana Tatiana se pone el abrigo para salir, o bien: «Guau malo», para manifestar su inquietud ante un perro grande que roza el carrito. Lo hace porque recuerda haberse asustado con los ladridos del perro labrador de la abuelita. Por lo tanto, hace asociaciones. También le entiende a usted. Desde los nueve o diez meses, ya entiende su «no» desaprobador cuando se acerca a la cadena de música. Posteriormente, a los 15 y 16 meses, es capaz de responder a una orden simple: «Ponte los patucos» o «Dame la cuchara».

En un primer momento, utiliza lo que los especialistas denominan *protopalabras,* es decir, palabras que significan varias cosas, porque necesita expresar mucho más de lo que su vocabulario le permite: «yoyu» significa «yogur», pero también «postre» y «nevera», porque todos los postres que adora se encuentran en ella. Une el gesto a la palabra para que se le entienda bien, apretando los labios, girándose repitiendo «feo», si el puré del día no le inspira. También irá a buscar sus zapatos y dirá «seo» para proponerle un agradable paseo.

La relación con el otro

A partir de los dos años, el desarrollo de su pensamiento y su comprensión del mundo le van a permitir acceder al lenguaje e impulsar su evolución. Cada niño se comunica de forma diferente según las necesidades que provoca su ambiente cotidiano: puede ser hijo único o tener muchos hermanos, tener unos padres disponibles o muy ocupados, una nodriza que habla más o menos bien su lengua materna, ir a la guardería o ser cuidado por una canguro... Todo influye, pues la perfección no es de este mundo, lo cual, por otra parte, es un alivio, dado que es la imperfección relativa de la realidad la que nos obliga a reaccionar y a expresarnos.

Por tanto, es necesario proporcionar unas buenas condiciones de atención materna cuando el niño es todavía un bebé, para que pueda desarrollarse de forma satisfactoria y acceder armoniosamente al lenguaje; no obstante, esto no significa que haya que tener al bebé entre algodones. La necesidad le lleva, como a nosotros, a hablar.

Hasta los dos años, las posibilidades de comprensión del niño son muy superiores a las de expresión, es decir, a las de hablar. Por esta razón, no tiene sentido comparar a dos niños de la misma edad. Mientras que uno almacena y afina antes de pronunciar una palabra bien construida, con frases completas y un vocabulario preciso en cuanto cumple tres años, otro puede ser un charlatán que se come los finales de las palabras, pero que ha empezado a hacerlo a los 22 meses. Se trata de planteamientos distintos, pues cada uno tiene un carácter propio, que no condicionan en nada la calidad del futuro lenguaje: la carrera por ser precoz no tiene sentido. ¡No dan premios por conocer un número determinado de palabras a cierta edad!

Lo más importante es la calidad de la relación entre la madre y su hijo, así como la estabilidad afectiva y el ambiente que rodea al niño. Hay que estimularlo de diferentes formas, pues el bebé es capaz de tener un sistema de comunicación distinto según las personas que lo rodean: papá lo hace saltar en el aire y el niño se ríe a carcajadas, reaccionando con todo su cuerpo; con su madre está más atento a las modulaciones de la voz; en cuanto ve a su hermano mayor se ríe y se pone rígido porque espera que le agarre por los pies y le arrastre por la moqueta. Por tanto, la estimulación es necesaria, pero también hay que proporcionarle referencias suficientemente estables. De hecho, los niños criados en un orfanato, que no tienen una cuidadora estable que les quiera y se ocupe personalmente de ellos, presentan retrasos en el desarrollo y en el lenguaje.

Lo que podemos hacer

Un niño tiene una capacidad innata para aprender a hablar, y el aprendizaje llega a su debido tiempo. Estimular no significa convertirse en un repetidor obcecado; esto puede resultar incluso nefasto, porque su hijo necesita sobre todo intercambios gratificantes, que los diviertan a ambos, aunque sólo sean unos cuantos minutos al día, mientras juegan, durante el baño o mientras le prepara la comida. ¡No se trata de hacerle repetir palabras, sonidos o frases! Dígale frases cortas y palabras sencillas para que le entienda bien. No hable muy deprisa, ni tampoco se dirija a varios niños a la vez: céntrese en él al menos una vez al día. Dedíquele un momento, hagan algo que le guste y disfrute usted también: inventar juegos durante el baño, leer un cuento o construir una torre con piezas de lego; es usted quien debe descubrirlo. Si por la noche tiene poco tiempo, puede hacer participar a su hijo en la preparación de la comida. Una vez instalado cerca de usted, dele una cacerola y una cuchara de madera para que le ayude. Explíquele lo que está haciendo: «Ahora estoy poniendo agua a calentar para hacer la pasta; vamos un poco retrasados, pero pronto estará a punto. ¿Quieres poner algunos macarrones en tu cacerola para remover?». A la mayoría de niños de dos años les gusta participar en la preparación de la comida, porque hay muchas cosas para comprender, para experimentar: los utensilios y sus funciones, los sabores, el nombre de los alimentos, lo crudo y lo cocido, etc. Pero, por supuesto, si para usted la cocina es una carga, busque otra tarea para hacer en casa con el niño. Puede ayudarle a limpiar, a lavar la ropa o a ordenar los armarios. Todo resulta apasionante para el niño pequeño, porque papá, o mamá, le invitan a compartir su mundo familiar.

Lo esencial

La comunicación se inicia durante el embarazo.

Incluso antes de hablar, el niño se comunica a través de sus miradas, movimientos, actitudes corporales, etc. No subestime estas fases de su evolución.

Al niño la palabra le llega de forma natural. Los padres no deben hacer nada en especial, sino atenderle con afecto, hablarle y estar atentos a sus mensajes.

Un entorno estable y tranquilizador favorecerá su deseo de comunicarse.

Cuanto más variadas sean las posibilidades de comunicación, mejor desarrollará el bebé una comunicación rica: su «diálogo» no es el mismo con mamá, papá, el abuelo, la abuela, el hermano mayor, etc.

Capítulo 2

El niño tarda en hablar

De repente, llega la sentencia: «¡El niño tarda en hablar!», pero ¿está seguro? Además, ¿quién lo dictamina? ¿Usted, su maestra o su abuela? Observe bien a su hijo antes de preocuparse.

Una explosión de lenguaje

En general, entre los dos y los tres años, el niño empieza a hablar sin parar. Es más, no es posible hacerle callar. Tenemos la impresión de que aprende diez palabras al día..., ¡y es cierto! También puede pasar que, en algunos casos, transcurra un tiempo antes de que el niño dé el gran salto: ya dijo sus primeras palabras y parece conformarse con ello. Se encuentra en una fase de estancamiento, que no es necesariamente dramática. Y usted pensará que esa es precisamente la cuestión: ¿cuándo hay que empezar a preocuparse? ¿En qué momento ese estancamiento se convierte en retraso? Repasaremos los indicios que le ayudarán a evaluar si su hijo necesita la ayuda de un profesional o si sólo precisa un mínimo de atención dentro del entorno tranquilizador de su familia. Los dos o tres años es precisamente la edad en la que el niño hace su entrada en una colectividad, bien sea en una guardería infantil, bien en un parvulario. Con ello, las posibilidades de intercambio se multiplican, y las esperas de los adultos con respecto al lenguaje también. Recuerde que, antes de expresarse, el niño empieza por almacenar: está escuchando. Que haya pronunciado sus primeras palabras con 10 meses o con 18 no tiene incidencia sobre su futura capacidad de expresión. En cambio, necesita momentos de intercambio espontáneo en un clima agradable, aunque no sean muy largos. Hablar es un proceso que no sólo es cuestión de voluntad, lo cual es cierto a cualquier edad. Por ejemplo, un adolescente hará grandes progresos en inglés porque está enamorado de una joven inglesa, cuando antes no aprendía nada con su viejo profesor pesado. Así pues, los padres desempeñan un papel importante, y ningún profesional debe negárselo, ¡sino al contrario!

Los padres conocen a su hijo mejor que nadie. Por tanto, están perfectamente capacitados para observar cómo evoluciona día a día. Se darán cuenta de si algo no va bien en su manera de comunicarse. El niño, desde pequeño, se comunica con los que le rodean de distintas formas, pero evoluciona por etapas, a su ritmo, que a veces no es necesariamente el que los padres desearían. Esta dinámica constituye un elemento fundamental: mientras haya movimiento o impulso, se pueden aceptar mejor las «pausas». Asegúrese de que el niño utiliza la mirada y el conjunto de su cuerpo para «decir cosas». Su boca también, por supuesto: vocaliza, empieza a canturrear. Al mismo tiempo, su personalidad se afirma. Se enfurruña, se echa a reír, se enfada y sabe cómo hacer que le entiendan: sabemos inmediatamente cuándo quiere alguna cosa o si está enfadado o contento. A su vez, el niño entiende lo que le decimos: si le pide que traiga su pijama, lo suele hacer, ¡salvo si no le da la gana!

Las expectativas de los padres

El niño percibe las expectativas de sus padres, aunque estas no se expresen con palabras. Si le exige muy poco, su hijo puede carecer de estimulación. En este sentido, puede ocurrir que algunas familias se dediquen más a la acción que al intercambio verbal. Se habla poco en casa, a veces se grita bastante. Los padres pueden estar satisfechos con el nivel de lenguaje de su hijo, pero a la maestra, sin embargo, no le satisface. En este caso, trabajar con el logopeda puede ser beneficioso para todo el mundo. Este ayudará al niño a adaptarse al mundo de la escuela, pues será el vínculo entre esta y la familia. Por ejemplo, enseñará a los padres cómo hay que leerle un cuento al niño: hablando tranquilamente con él de lo que ocurre en los dibujos. Simplemente se trata de acortar la distancia entre las expectativas de su entorno y las de la escuela, antes de que se produzca un verdadero retraso.

Por el contrario, si los padres son muy exigentes y corrigen a su hijo en cuanto pronuncia mal una palabra, crearán un clima de malestar en torno a su lenguaje que no le beneficiará. Desde que el niño es muy pequeño, este tipo de padres ya sueñan con que vaya a la escuela y, después, a la mejor universidad. Y si va al logopeda es porque su nivel de lenguaje no se ajusta a lo que los padres esperan de él. En realidad, no sufre ningún retraso, sino que son sus padres los que le exigen más de lo que puede hacer a su edad y con sus propias posibilidades. El trabajo del logopeda consiste entonces en dialogar con los padres para aliviar la presión que sufre el niño y en jugar con este para que recupere el habla espontánea.

Situaciones familiares diversas

Según sea una niña o un niño, el mayor o el menor, o tenga un carácter tímido o extrovertido, la situación del niño con respecto al lenguaje variará. Examinaremos cada una de estas situaciones. No todas suponen un retraso en el habla, ni mucho menos, pero si un niño acumula varios de estos factores, la tarea puede complicarse bastante.

• **Las niñas, en general, hablan antes que los niños.** A diferencia de lo que ocurre con las niñas, en general a los niños se les empuja más hacia la acción y las actividades en el exterior. Además, como la niña pequeña se identifica con facilidad con el modelo que su madre representa para ella, tiene más ganas de parecerse a ella, y su madre disfruta interactuando con ella. Por tanto, no es sorprendente que un niño tarde algo más en hablar que su hermana mayor o que su prima.

• **Un bebé discreto, contemplativo, no será muy charlatán.** Es su manera de ser, eso es todo, y debemos respetarla.

• **El lugar entre los hermanos es un factor importante.** En general, el mayor suele tenerlo más fácil. Al principio de su vida, era el único interlocutor niño de sus padres, que se adaptaron fácilmente a sus necesidades de comunicación en cada etapa: primero el «idioma bebé», la palabra no muy rápida, las palabras sencillas, las entonaciones cantarinas, etc. Con sus hermanos y sus hermanas, nacidos después de él, los padres no siempre pueden hacer lo mismo. Por ello, los hermanos serán menos precoces a la hora de hablar. Pero, afortunadamente, tienen compensaciones, como los intercambios que se producen entre ellos. Es posible que el hermano mediano sea el único que entienda bien los balbuceos del más pequeño, mientras que el mayor discutirá frecuentemente con los adultos.

¡En fin, que si se trata de un niño tímido, que, además, tiene un hermano charlatán, acumula desventajas para empezar a hablar!

Obsérvelo a diario

Si el niño hace una pausa en sus progresos con el lenguaje, los padres deben estar atentos a posibles señales que indiquen que algo no funciona. ¿Se chupa el dedo cuando ya casi no lo hacía? ¿Duerme peor que antes? Si el niño juega solo, no tiene amigos y no le mira nunca cuando usted le dirige la palabra, y si tiene la impresión de que sus palabras le resbalan y de que se expresa poco, no piense: «Ya se le pasará». Transcurridos dos o tres meses sin que haya habido ningún cambio, consulte con el pediatra. Este examinará las posibles causas del problema: si el niño tuvo varias otitis seguidas, lo que no es muy corriente, su oído puede haber resultado dañado. Oye peor y, por tanto, contesta menos a las llamadas y distingue peor los sonidos. También puede estar sufriendo una enfermedad pasajera o encontrarse en una fase un tanto depresiva a causa de determinados cambios: una mudanza, un divorcio, un nacimiento, etc. Si lo considera adecuado, el pediatra le aconsejará que lo lleve al logopeda.

¿Qué es lo que debe hacerse en casa, con o sin la ayuda del logopeda? En el caso de un niño de tres o cuatro años, es preciso abordar una serie de temas. Aunque tenga la impresión de que estos puntos no tienen una relación directa con el habla, forman parte de las condiciones favorables o desfavorables para el desarrollo de esta.

- ¿El niño se adapta bien a la guardería o al parvulario? ¿O se hace de rogar cada mañana para ir?
- ¿Afirma bien sus preferencias? Un niño de tres años tiene gustos y aversiones muy definidos: le gusta jugar con la muñeca y odia subirse a un columpio, por ejemplo.
- ¿El niño tiene amigos a los que aprecia? Puede que se muestre indiferente ante ciertos niños de su edad, pero, en cuanto ve a María o a Julio, entra inmediatamente en un mundo de juegos y de intercambios.
- ¿Siente que le dedica suficiente tiempo? Para él, es imprescindible disfrutar de un momento cotidiano de intercambio espontáneo, o de juego, con alguno de sus padres: cocinar juntos, comentar las ilustraciones de un libro, cantar sus canciones preferidas, sin ningún otro motivo que el placer de estar juntos.
- ¿No son excesivamente largos los días del niño? Si encadena las horas en la guardería durante gran parte del día con el comedor escolar, alguna actividad por la tarde y la canguro antes de volver a ver

a sus padres, el niño puede experimentar una sensación de inseguridad, debida a esos cambios de personas a su alrededor, y puede mostrar una tendencia a retraerse. Por supuesto, si dejamos a nuestro hijo en manos de otras personas, es porque no nos queda otro remedio. Por lo tanto, es inútil sentirse culpable, pero hay que ser conscientes de lo que eso implica para el niño; así que conviene encontrar la manera de realizar algún cambio de organización.

¿Qué puede hacer?

Puede, sencillamente, estar más disponible. Dedique a su hijo un poco de su tiempo cada día, exclusivamente para él, e improvisen juegos, intercambios. En la mesa, otorgue la palabra a cada uno de los niños, sin que la conversación se convierta en una lucha por tener la palabra.

Ahí van algunas ideas para ayudarle a desarrollar el lenguaje del niño: un cuarto de hora en la bañera haciendo burbujas es útil para hacer trabajar la respiración que sirve para producir sonidos. Un momento de juego dedicado a las adivinanzas en el que el niño le pregunta a usted y usted le pregunta a él: cada uno es el interlocutor del otro. Jueguen juntos a imitar sonidos de animales, esta actividad desarrolla la escucha y la reproducción de ruidos. Y no juegue pensando en el resultado que quiere obtener; esté realmente junto a él, sin hacerle observaciones sobre la manera en que lo está haciendo. De lo contrario, desaparece la diversión, tanto para él como para usted, y, por tanto, desaparece el beneficio del verdadero intercambio. Cuando convivimos con un niño de forma cotidiana, con frecuencia no tenemos la distancia necesaria para evaluar su evolución. Si necesita ayuda, no dude en consultar al logopeda.

El seguimiento logopédico se recomienda cuando a un niño de tres años le cuesta expresar su pensamiento por medio de palabras, y sufre por ello. Se pone nervioso, tartamudea. Necesita ayuda de verdad. Si su madre o su padre proyectan su angustia sobre el «retraso» del lenguaje, en este caso también es útil acudir a la consulta del especialista.

La atención a los padres (véase el capítulo 10) permite, en primer lugar, tranquilizarlos, y, por tanto, mejorar la comunicación con el niño y, con ello, también la capacidad de este para hablar. ¿No se entiende nada de lo que dice el niño? Aunque nadie sufra las consecuencias y sólo le alerte la maestra, en este caso el logopeda también puede ser de gran ayuda.

Lo esencial

Hay que estar atentos a lo que el niño dice, y no a la manera en que lo dice.

La perfección del lenguaje es una ilusión. Lo importante es que el niño disfrute con el hecho de comunicar; ya irá poniendo las formas poco a poco.

Si la presión de los padres es demasiado fuerte, esta puede llegar a convertirse en un freno para la evolución natural del lenguaje.

En caso de sufrimiento psicológico o de molestia vinculada a una dificultad de expresión, se recomienda acudir a la consulta del logopeda para realizar una valoración.

Capítulo 3

No articula bien

El niño cecea o se come las palabras. ¿Cuándo hablará «bien»? Por supuesto, está bien que usted esté atento, pero también hay que darle tiempo. ¡Hablar es más complejo de lo que parece!

La magia de la voz

Nuestro corazón hace que circule la sangre, nuestros pulmones nos permiten respirar, nuestros ojos, mirar, etc. Pero, para hablar, no disponemos de un órgano específico. La voz utiliza varios órganos, y cada uno de ellos realiza funciones vitales. De hecho, hablamos porque primero respiramos: es en el momento en que expulsamos el aire de los pulmones (la espiración) cuando podemos producir sonidos. Las cuerdas vocales también intervienen. Contrariamente a lo que indica su nombre, no son «cuerdas», sino más bien algo parecido a unos labios situados en la laringe, a la altura de la nuez. Cuando se juntan, producen un sonido, a modo de una trompeta. Para hablar también utilizamos las mejillas, los labios, la laringe, la faringe, los dientes y la nariz. El velo del paladar impide que el aire salga por la nariz. El «articulado dental», es decir, la manera en que están colocados los dientes de abajo y los de arriba, filtra el aire. Cuando utilizamos todos estos órganos, podemos emitir un centenar de ruidos, producidos en diferentes lugares. Así, la (r) vibrante procede del fondo de la garganta, es una vibración que sale de las cuerdas vocales. El sonido (p) surge de una explosión, cuando los labios cerrados son proyectados hacia adelante. La voz, por lo tanto, es todo esto. Por esta razón, se puede comprender que el niño tarde un tiempo en dominar perfectamente esta mecánica, y que al principio vaya tanteando.

Algunas enfermedades u operaciones pueden tener consecuencias en el habla, como por ejemplo una afección neurológica o una hendidura en el paladar. Estos casos son competencia de la medicina, y por ello no los comentaremos en este libro, pero eso no significa que el logopeda no pueda ayudarle también con estos temas.

¿De dónde vienen las pequeñas preocupaciones?

A medida que crece, un niño sin problemas articula cada vez mejor. Sus progresos son regulares, sin saltos destacables. Produce cada vez mejor todos los sonidos de su lengua materna, sin que su entorno se dé cuenta de ello. Por supuesto, guardamos el tierno recuerdo de algunos de sus errores, una o dos anécdotas que nos recuerdan lo mono que era de pequeño: dijo «bomero» con dos años, y con tres se corrigió solo y pronunció «bombero». Con 18 meses, articulaba «Tai» para llamar a su hermana, y un año y medio más tarde ya decía «Tatiana» con naturalidad. ¡Y nadie se preocupó por él!

Otro niño puede marcar etapas más claras en sus progresos. Puede bloquearse con ciertas dificultades de articulación con las que sus amiguitos no tienen problemas: por ejemplo, con cuatro años, todavía dice «yama», en vez de «pijama». Es entonces cuando algunos padres empiezan a preocuparse. Sin embargo, hay que tener paciencia, como con los niños que tardan en hablar: el nuestro se equivoca con el punto de articulación para simplificar su trabajo de dicción. Por otra parte, este fenómeno se detecta en las palabras pronunciadas con rapidez por los adultos. Así, cuando decimos «Me voy pa'casa» en lugar de «Me voy para casa» ¡nos estamos facilitando el trabajo articulatorio!

Por lo tanto, que no cunda el pánico: en general, la mayoría de los niños llegan a los ocho años con una articulación completa, «normal», aunque haya habido algunas pausas durante la progresión.

El problema reside en que resulta complicado guiar al niño en su adquisición articulatoria, porque este era sólo uno de los componentes de la lengua, y cuando lo tocamos, corremos el riesgo de perturbar todo lo que iba bien por sí solo. La presión del entorno, o la que el niño se inflige a sí mismo, empeora la situación en vez de mejorarla. Porque no debemos olvidar que el habla es, en primer lugar, una herramienta que permite el intercambio entre dos personas sobre un tema que les interesa. Si empezamos a atender a nuestra manera de hablar, ya no pensamos más que en eso, y el contenido del discurso pasa a un segundo plano.

¿Qué ocurre cuando su hijo se queja de que el paseo «es mu largo»? Si lo corrige inmediatamente («Se dice es muy largo, y no mu largo»), él pensará que usted no se preocupa por su cansancio. De hecho, los niños que llegan a los ocho años con problemas de articulación con frecuencia son aquellos a los que se les ha corregido con insistencia. Ellos han intentado prestar atención al hablar, pero precisamente al hacerlo ha sido cuando han corrido el riesgo de no volver a abrir la boca de manera espontánea, conscientes de «no hablar bien». ¡Y este es un problema bastante más grave que un defecto de pronunciación!

¿Por qué todas estas preocupaciones?

La sociedad no hace más fácil la vida de los padres. Las exigencias y los modelos se multiplican, proceden de los anuncios publicitarios, de los vecinos, de la escuela, etc. Los tenemos tan interiorizados que nos sentimos culpables por no tener niños perfectos. Pero un niño perfecto, con una articulación perfecta, no existe (afortunadamente). Nos preocupamos por detalles insignificantes. Por ejemplo, nuestro hijo parece tener papilla en la boca mientras que el vecinito, de dos años y medio, habla casi como un adulto. Además, desde los dos años y medio o tres, la presión de la escuela toma el relevo, y uno ya está preocupándose por el futuro de su pequeño tesoro. ¿Y si su ceceo le causa problemas en sus estudios, o más tarde en su profesión? Francamente, ¿no es un poco temprano para preocuparse por los exámenes orales de la facultad? Pero al mismo tiempo es cierto que la sociedad no deja pasar tanto como antes los defectos de pronunciación. Parece que restan seriedad.

También existen implicaciones de orden psicológico. El «idioma bebé» puede revestir cierto atractivo para algunos padres. El niño, consciente de ello, puede aferrarse a esa manera de hablar durante un tiempo, cuando la vida le plantee dificultades. El nacimiento de un hermano pequeño provoca con frecuencia este tipo de regresiones. En este caso, sólo podemos hacer una cosa: aceptar ese tiempo de maduración que forma parte de la evolución normal del niño. Si dice «el ca'allo», «mis caletines» o «el sumo de naraja», con cinco años, en los últimos cursos de educación infantil, cuando acaba de nacer su hermano pequeño, es fácil encontrar en este acontecimiento la explicación de su pequeña regresión natural; sin duda, es mejor esperar un poco antes de intervenir. Este ligero defecto no es más que uno de los elementos que conforman la personalidad del niño. Es preciso tener en cuenta todos los factores para saber si todo va bien.

¿Dedo o chupete?

¿Su hijo se pasa el día chupándose el pulgar y los demás dedos y, además, cecea? No es lo ideal para la evolución de su paladar ni de su lengua. Sin que cunda el pánico, empiece por observar cómo lo hace. Si lo hace de manera «ligera», no es muy grave. Sin embargo, si presiona los dientes y el paladar con su pulgar, con otro dedo firmemente agarrado de la nariz, es más preocupante. El chupete plantea más o menos un problema semejante, aunque deforma menos la boca que el pulgar. ¿Qué es lo que ocurre en estos casos? El chupete o el dedo impiden que los órganos de la boca pasen por las etapas de maduración necesarias. Normalmente, a medida que transcurre el tiempo, la mandíbula inferior va hacia atrás, la lengua se retrasa y se fortalece, y el niño ya no deglute sacando la lengua, como hacía cuando mamaba. Si esa evolución no se produce antes de los seis años, hay que preocuparse.

Ya lo habrá notado: se ven niños cada vez más grandes chuparse el dedo en público o pasear con un chupete en la boca. Queremos que crezcan de forma suave, sin traumas. Y, además, ¡son tan monos cuando son pequeños que nos cuesta verles crecer! Todo ello hace que la presión educativa sea bastante menos fuerte que en tiempos pasados: los pequeños llevan el pañal más tiempo, ya no se les aburre diciéndoles «Ponte derecho», «Cierra la boca» o «No te chupes el dedo». En cierto modo, representa un progreso, por supuesto, pero crecer también supone aceptar las frustraciones, para poder pasar a la siguiente etapa y despedirse de los estados anteriores. No puede uno andar con el chupete o el dedo en la boca toda la vida.

Cómo puede ayudar a su hijo

Atención: ¡sobre todo, no empiece a presionar al niño sobre el dedo o el chupete de un día para otro! No se puede acabar de golpe con una vieja costumbre. Explique a su hijo lo que ocurre: «Verás, cuando te chupas el dedo o el chupete, te deformas los dientes, empujas con la lengua como cuando eras bebé, y eso no es bueno para ti». Discuta con él cuándo necesita verdaderamente el chupete o chuparse el dedo: «¿Para dormir? De acuerdo. ¿Delante de la televisión? No siempre». Haga un trato con él: «Tú intentas no chuparte el dedo un poco cada día de esta semana y yo te daré una recompensa, un paseo de persona mayor». ¡Dígale, si lo prefiere, que puede encontrar él mismo su propia solución!

Al mismo tiempo, tiene que acostumbrarlo a comer alimentos de «mayor», que ayuden a que su boca se fortalezca: zanahorias ralladas, judías verdes, un bistec no picado, como sus padres. Para solucionar este tipo de problemas, los dos padres deben trabajar conjuntamente, con el objetivo de favorecer que el niño salga de la pequeña infancia.

¿Quiere que articule bien? Ya lo dijimos en el capítulo anterior: no le hace ningún favor haciéndole repetir constantemente un sonido que no sabe producir. Es más, ¡hay que evitarlo absolutamente! Otra actitud que debe desterrar es hablar al niño lentamente, sílaba a sílaba, para hacerle oír los sonidos con los que tropieza. Con ello se pierde el ritmo normal de la palabra y la espontaneidad de la comunicación se desvanece. En cambio, de vez en cuando, puede repetirle una palabra diciendo: «Mira cómo lo hago», y mostrando sus labios con el dedo índice. De esta forma, el niño podrá observar cómo produce la *p* de «papilla», cuando él dice «tapilla». Pero, sobre todo, resista la tentación de hacerle repetir después de usted para comprobar y deténgase en cuanto vea que el niño empieza a perder interés.

Pequeños juegos entre dos

Cuando juega con su hijo, él ya no piensa en sus ceceos, ni en las *p* ni en las *t* que pronuncia. Se divierte y disfruta estando con usted. Es entonces cuando está usted en la situación ideal para ayudarle, siempre que sienta que también se divierte. Si el niño sospecha que quiere enseñarle a hablar bien sin decírselo, se cerrará en banda. Así pues, diviértase a la vez que le guía.

Estos son algunos de los juegos relacionados con el habla que, sin parecer que ese es su objetivo, pueden mejorarla. Proponga al niño imitar ruidos de animales: usted dice «quiquiriquí» o «muuuu» con convicción y él reproduce el sonido; después le toca a él proponer un ruido. Le puede enseñar el ruido de un balón que se deshincha o el de un beso (que le enseña a juntar los labios); no sólo se van a reír juntos, sino que el niño se dará cuenta de la presión del aire y de la explosión que producen los labios cuando ya no están juntos.

También puede probar con un juego de muecas. Usted le dice: «¿Sabes hacer esto?», mientras le muestra una terrible mueca en la que intervengan la boca, la lengua, los dientes y las mejillas. Él le mira y le imita. Entonces usted le comenta: «Sí, era eso exactamente», o «Sí, pero, mira, ahora pongo el dedo sobre la nariz y saco la lengua». Si lo consigue, le toca a él enseñarle una mueca que usted deberá reproducir.

El juego debe llegar a su fin en cuanto el niño muestre algún signo de cansancio o de desinterés. Es mejor cinco minutos al día de placer compartido que un acoso que no serviría de nada.

¿Cuándo debe tomar el relevo el logopeda?

• **El niño tiene tres o cuatro años, va al parvulario y no se entiende prácticamente nada de lo que dice: sus palabras se parecen un poco a la papilla.** Solamente usted, su madre, o su padre, le entiende un poco, a base de complicidad. Pero la comunicación debe ir más allá de la pareja que forman: el niño escolarizado necesita que le entiendan los demás, su maestra y sus amigos; si no, se sentirá frustrado y se pondrá nervioso a causa de su impotencia. Más vale intervenir antes de que se sienta muy molesto por esta situación. Es terrible tener muchas cosas para decir, una boca y conocimientos para hacerlo, ¡pero usar palabras que los demás no captan! Su problema procede, sin duda, de una acumulación de pequeñas disfunciones del habla: demasiados puntos de articulación se pronuncian de manera errónea, y por eso ya no se le entiende. El niño confunde o invierte el sonido de la *s* y de la *z*; no pronuncia el final de las palabras; dice «yapi» por «lápiz», etc. Las cosas mejorarían seguramente con el tiempo, al cabo de varios años, pero pasando por muchas situaciones embarazosas, incluso por sufrimientos. El logopeda efectuará un informe y, posteriormente, tratará al niño y le ayudará a recuperar un habla comprensible.

• **El niño es vivo, tiene muchas ganas de expresarse y de hacerse entender.** Además, domina cada vez mejor la sintaxis: construye frases largas, cada vez más complejas, con pronombres relativos, etc. Pero, claro, su problema de articulación le molesta terriblemente. Se pone nervioso. Cuantos más esfuerzos hace por hablar bien, mayor es el riesgo de que pierda el lado espontáneo del habla. Necesita ayuda de verdad.

¡Quiere expresar tantas cosas, aquí y ahora mismo! Como siempre, el logopeda hará un informe y determinará si el trabajo es urgente o puede esperar un poco, en función de la edad del niño. Las sesiones tendrán como objetivo devolverle el placer de intercambiar y de hacerse comprender de manera fácil.

• **El niño ha tenido otitis frecuentes?** Este fenómeno bastante común puede tener repercusiones importantes en el oído, que pueden no apreciarse de manera inmediata: el niño está constantemente ensordecido. Oye, pero se pierde una parte de lo que se le dice. Pero si oye mal los sonidos, tendrá dificultades para reproducirlos. En caso de duda, consulte con el médico de cabecera o con su pediatra. El diálogo con el médico permitirá determinar si existe una relación entre las otitis y las dificultades de pronunciación. Con la ayuda de unas pruebas, se podrá evaluar la posible pérdida auditiva. El médico le enviará entonces al logopeda, que podrá ayudar mejor a su hijo.

• **Ciertos niños «hablan con la nariz», se dice que «nasalizan».** Los sonidos que emiten pasan por la nariz, bien desde siempre, bien desde hace pocos meses, por ejemplo como consecuencia de una operación de las vegetaciones, de las amígdalas, o de problemas dentales. En este caso, no dude en consultar al logopeda, pues estas cosas no se solucionan solas. En efecto, el velo del paladar no está jugando el papel que le corresponde, que consiste en impedir que el aire pase por la nariz, o bien no se cierra del todo o no se cierra en absoluto. El logopeda le pedirá informes médicos, porque el tratamiento de este tipo de problema articulatorio debe realizarse de manera global.

Lo esencial

Un niño de cuatro años al que no entendemos bien puede pasarlo mal. En este caso, hay que acudir a la consulta del logopeda.

Es normal tener una articulación incompleta hasta los seis años. ¡Por tanto, no comparemos al niño con el hijo del vecino o con su hermana mayor!

A partir de los siete u ocho años, los defectos de articulación ya no se arreglan solos. En ese momento, es necesario pedir ayuda especializada.

Capítulo 4

El niño tartamudea

Cuando alguien tartamudea, no tardamos en darnos cuenta. ¡Sus palabras chocan unas con otras, cuesta entender lo que dice, y lo pasa mal! No debemos dejar que el niño pase vergüenza, lo cual puede conducirlo hasta el aislamiento; y menos todavía sabiendo lo mal visto que está este tipo de obstáculo.

¿Qué es el tartamudeo?

El tartamudeo es un trastorno en la realización del habla que dificulta la comunicación. El niño tiene dificultades para hacer salir las palabras de su boca: repite ciertas sílabas, pero tropieza con otras, se interrumpe de golpe en un momento inesperado de la frase, etc. Su habla no es fluida, y se encuentra en un estado de tensión física tan grande que no es capaz de salir de su bloqueo.

No hay que confundir este trastorno con el balbuceo. Cuando estamos muy nerviosos, puede ocurrir que, de golpe, tropecemos con una palabra y repitamos una sílaba varias veces: «¡Me me me pones nervioso!». Esto forma parte del habla «normal»: la emoción nos embarga y crea una tensión que se transmite al habla. Pero cuando vuelve la calma, el discurso recupera su fluidez. El tartamudo, en cambio, no consigue hacer bajar la tensión; al contrario, esta aumenta y hace «explotar» el habla. Esta tensión tiene un efecto de presión sobre sus órganos del habla, aunque no exista un sentimiento o una emoción concretos: «Qu qu qu quiero un helado de va va vai vainilla». Esta batalla constante con las palabras es difícil de soportar.

¿Quién puede ser tartamudo?

Hay niños y adultos tartamudos en todos los ámbitos sociales y culturales. En total, se estima que los tartamudos representan el 1 % de la población. Aproximadamente un 40 % de los tartamudos han sufrido un retraso en el habla durante la primera infancia. Es posible que intervenga un factor hereditario, aunque eso no lo explicaría todo. De hecho, en las familias afectadas, con frecuencia hay un pariente tartamudo o que tiene dificultades para hablar.

Los niños se ven mucho más afectados que las niñas: por cada niña, hay tres niños que tienen este problema. Hay varias explicaciones posibles. Sabemos que los niños pequeños tienen un tono muscular superior al de las niñas, desde su nacimiento. Y, como acabamos de ver, el tartamudeo procede de una tensión muscular mal dominada. Con frecuencia, el candidato a tartamudo es un niño muy tónico/activo, lleno de energía y de voluntad en todo lo que hace, incluyendo el hablar. Se peleará frecuentemente con las palabras. Si los padres y el entorno en general exigen que el niño hable bien lo antes posible, se pondrá aún más nervioso ¡e incluso tartamudeará más!

¿En qué momento puede aparecer el tartamudeo?

El tartamudeo puede aparecer en diferentes momentos de la vida del niño. Los casos más frecuentes son los siguientes:

• **Con dos o tres años, el niño domina el lenguaje cada vez mejor.** Como su pensamiento va más rápido que sus habilidades al hablar, quiere decir muchas cosas a la vez, y el resultado es que se lía. A esta edad, es muy frecuente encontrar niños que tartamudean. Para la mitad de estos niños, este pequeño trastorno desaparecerá con el tiempo, pero para la otra mitad, permanecerá. El problema es que es imposible saber con antelación cuáles de esos niños necesitarán ayuda. Por ello, es mejor no esperar demasiado tiempo antes de acudir a la consulta, y es preciso vigilar la evolución del niño.

• **El niño tiene en torno a seis años, entra en primero de primaria, en la «escuela grande».** Deja el aula de educación infantil y es consciente de que emprende una nueva etapa: tiene miedo de no estar a la altura y empieza a tartamudear. La presión escolar puede tener algo que ver con ello, aunque no sea la causa directa del problema.

• **Llega la pubertad, el cuerpo cambia, así como las relaciones con los demás.** Se trata otra vez de un momento de iniciación a algo nuevo, pero esta vez resulta más complicado: el adolescente empieza entonces a tartamudear. Es posible que haya tartamudeado ya con anterioridad y que lo haya superado, o bien que el trastorno aparezca por primera vez. En ambos casos, necesita ayuda, en un momento de pleno desarrollo en el que es especialmente frágil.

¿Por qué es molesto ser tartamudo?

Con frecuencia, el niño que tartamudea se siente desgraciado. Le cuesta decir lo que quiere y que entiendan lo que dice. Esta dificultad al hablar desencadena sentimientos determinados: «No puedo hablar correctamente, ¡me da vergüenza!». A este niño que se avergüenza de sí mismo le costará aún más comunicarse con los demás. Con el tiempo, puede que prepare sus frases o que destierre de su vocabulario las palabras que empiezan por *t* o por *b*, porque teme tropezar al intentar pronunciar estos sonidos. También evitará cruzar la mirada de su interlocutor, o buscará trucos para calmarse, como contar hasta diez o concentrarse sobre la frase que quiere decir, en perjuicio del verdadero diálogo. Puede también que sienta verdadero temor a ser interrogado en clase. Esta parte psicológica del trastorno es la más difícil de tratar. Por ello es recomendable intervenir lo más pronto posible, antes de que estas reacciones puedan producirse. En el caso del tartamudeo, cuanto antes acudamos a un logopeda especializado, mejor.

Cómo ayudar al niño

Es probable que se sienta impotente ante lo que le ocurre a su hijo, lo cual es comprensible. Sin embargo, pensándolo bien, no es cierto que no pueda hacer nada.

En primer lugar, puede replantearse su propia actitud: ¿tiene exigencias más o menos conscientes sobre el «hablar bien»? Si es así, puede que, sin quererlo, esté acentuando su problema, ya que este puede ser el resultado de un esfuerzo excesivo por hablar bien.

¿Cuáles son las soluciones para que se reduzca la tensión en torno al niño? Aunque le parezca que no tiene una relación directa con el tartamudeo, todos los logopedas le dirán lo mismo: esa relación existe, sin lugar a dudas. En función de la edad del niño, las maneras de conseguirlo pueden variar, pero el objetivo seguirá siendo el mismo: recuperar un ambiente sereno en torno al habla.

Hacia los dos o tres años, un niño necesita dormir en un ambiente tranquilo y, seguramente, también hacer la siesta. Haga todo lo posible para facilitarlo. Si los días del niño son muy largos y cargados de actividades, busque la manera de modificarlos para que recupere un ritmo más tranquilo. Reserve momentos de diversión con él: el baño, los pequeños juegos rituales, por la noche o en otros momentos. Y cuando le hable, adáptese a su ritmo: construya frases simples, dele una sola información a la vez, y su habla saldrá beneficiada. También es importante ponerse a su nivel para mantener el contacto visual y algunas veces físico.

Para reducir la tensión con niños más mayores, se requieren otras medidas en la vida cotidiana. Dé preferencia siempre a un momento de intercambio tranquilo a la hora de acostarse o durante el día, cuando sienta que su habla pierde fluidez. Busque y destierre todo lo que pueda excitar al niño. Lo mejor es hacerlo entre dos, padre y madre juntos, para no dejar escapar nada y ponerse de acuerdo. ¿La televisión siempre está encendida? No autorice al niño a verla más que en momentos concretos y no durante demasiado tiempo. ¿Su hijo juega constantemente con juegos electrónicos? En ese caso, es importante limitar el acceso a estos aparatos. Preocúpese por que haga deporte y tome el aire cada día, según sus necesidades.

Por último, examine cómo se desarrollan las comidas. Si todo el mundo habla al mismo tiempo, la televisión está encendida constantemente y el teléfono suena y todos se levantan corriendo para responder... ¡alto!, planifique pausas tranquilas en familia, y será entonces cuando su hijo podrá tomar la palabra en buenas condiciones.

Lo que no hay que hacer

Algunos comportamientos pueden hacer sufrir al niño tartamudo y acentuar su problema..., ¡aunque se tengan las mejores intenciones del mundo!

Las burlas pueden causar estragos. «¿Qué pasa?, ¿las palabras se pelean por salir?», se burlarán un hermano, un amigo, la abuela, etc. Entonces el niño pensará: «Hablo mal y, además, resulto ridículo. ¡Realmente soy un desastre!». Es entonces cuando se encierra en sí mismo y puede llegar a evitar expresarse. Usted no sólo no debe burlarse de él, sino que, además, debe protegerlo de las burlas de los demás.

El niño tartamudea

Explique a su entorno que ese tipo de actitud le hiere: si les dice a sus amigos, a los demás niños y a los adultos con quien tiene contacto que sus burlas le molestan mucho, es posible que a partir de ese momento tengan más cuidado con lo que dicen.

Por otra parte, podemos pensar que los consejos son útiles, ¡pero no sólo por lo general no sirven de mucho, sino que, además, pueden hacer más mal que bien! Puede que hayan intentado darle ánimos: «Respira, ve menos rápido, habla con calma», cuando el niño se pone a tartamudear. Estos consejos le llaman la atención sobre su manera de hablar, ¡cosa que ya hace en exceso! Al final, sólo conseguirá agravar su problema. Aunque ello pueda funcionar de forma puntual, a largo plazo esta manera de proceder resulta ineficaz.

Entre los consejos que debe evitar está el siguiente: «Repite conmigo, mira, no es difícil». Advierta a su entorno (la canguro, la abuela que cuida de él los miércoles, etc.) de que tampoco deben hacerlo. Esta tentación de hacer repetir puede dar al traste con el trabajo logopédico a largo plazo.

Pero tampoco debe comportarse como si no pasara nada: negar el problema no sirve de nada. ¡No es posible que el niño tenga problemas para hablar y que todo el mundo haga como si nada! ¡Él puede imaginarse que tiene una enfermedad tan vergonzosa que ni siquiera se quiere mencionar! O que esta enfermedad es muy grave. En fin, que es posible que interprete su silencio de una manera terrible, mucho peor que su dificultad real.

Lo que funciona

Así pues, ¿cuál es la actitud que se debe adoptar si no se pueden dar consejos, ni burlarse de forma afectuosa, ni hacer como si no pasara nada? Una vía muy constructiva permanece abierta. Sitúese como «interlocutor activo» del niño, de acuerdo con la expresión utilizada por el Dr. François Le Huche: en el momento en que se pone a tartamudear, debe ayudarlo a comunicar. Si intenta decir: « Qu qu qu iero coger el mm mme mme me ttr», proponga: «Ah, sí, quieres coger el metro, ¿querías decir eso, verdad?»; entonces el niño puede asentir o rectificar si no ha interpretado correctamente su pensamiento. En otros momentos, puede hablar con él tranquilamente, sobre su problema con el habla: «Tienes problemas para decir algunas palabras, ¿no? Imagino que resulta un tanto difícil para ti». El niño se siente aliviado: ve que sus padres son conscientes de su tartamudeo, pero que siguen hablando con él. Todo ello significa que es un interlocutor interesante, a pesar de que sufra «accidentes» al hablar, dificultades que, por otra parte, podemos encontrar en cualquier otra persona. Además, es preciso hablar con el profesor al inicio de las clases para informarle sobre el tartamudeo del chico. De lo contrario, este podría interpretar de forma errónea que el niño se niega a hablar en clase, que no ha aprendido la lección, que no sabe leer... Y esos malentendidos refuerzan el malestar del joven tartamudo.

Cuándo se debe recurrir al logopeda

Cuanto antes se intervenga, mejor será el pronóstico; ¡sobre todo no espere a que el tartamudeo se instale para pedir ayuda! Existen logopedas especializados en este trastorno (véanse «Direcciones útiles»), que se forman continuamente sobre los nuevos planteamientos y las últimas terapias y tratamientos.

El logopeda puede intervenir perfectamente en un niño de dos años y medio si este tartamudea mucho y si el malestar empieza a manifestarse.

Me aconsejan que lo lleve al logopeda

A partir de los cuatro años, es más bien raro que «se le pase solo». Para un niño de esa edad, buena parte de la ayuda consistirá en la orientación de los padres (véase el capítulo 10). En algunos casos, también se plantean sesiones de relajación. Se enseña al niño a relajarse, a respirar con la barriga (respiración abdominal) si está muy tenso. Se le implica en ciertos juegos: llevado por la interacción con el logopeda, atrapado por el interés de la actividad, el niño olvida sus esfuerzos por hablar y recupera la capacidad de intercambiar de forma espontánea.

En un niño de más de seis años, y hasta la pubertad, se dice que el tartamudeo está «instalado»: no cabe duda, el niño es tartamudo. Debemos ayudarlo con un tratamiento de logopedia, salvo si no le molesta: en este caso, nos conformaremos con hacer un seguimiento periódico para ver cómo evoluciona. Cuando emprendemos un tratamiento de este tipo debemos ser conscientes de que será largo, generalmente de más de un año. Cuando el tartamudeo se atenúa y perturba menos al niño, podemos interrumpir las sesiones y reanudarlas sólo en caso de recaída. El tartamudeo es, pues, un punto débil que hay que vigilar.

Para los adolescentes, es decir, los niños púberes, el seguimiento es muy importante. O bien ese tartamudeo es un trastorno antiguo que vuelve con fuerza o bien se manifiesta por primera vez debido a los cambios radicales que está experimentando el adolescente. En ambos casos es necesaria una reeducación. Aunque el adolescente haga ver que no se siente molesto, que todo está bien, no le crea: se encuentra en un periodo de su vida en el que la mirada de los demás es muy importante, y su tartamudeo puede tener grandes repercusiones psicológicas (en la propia imagen, en las relaciones con los demás, etc.). Hay que convencerlo para que acuda a la consulta del logopeda. Mantenga a sus profesores al corriente del problema y, sobre todo, no deje que se aísle socialmente, aunque afirme que no sufre por ello, pues no es verdad. Los grupos de habla organizados por los logopedas ayudan a los adolescentes a compartir sus dificultades con otros jóvenes que se encuentran en la misma situación.

El seguimiento puede ser de varios tipos, en función de las necesidades: individual, en grupo o ambos a la vez. Si es individual, se utiliza la relajación, el trabajo sobre la respiración, los juegos en torno a la palabra (teatro, canto...), en los que siempre interviene el intercambio, puesto que ¿qué es el habla sino una relación de intercambio?

Lo esencial

No hay que tratar el tartamudeo a la ligera: es un trastorno que, en muchos casos, empeora con el tiempo.

En caso de duda, es mejor contactar con un logopeda especialista si el niño empieza a tartamudear cada vez más (véanse «Direcciones útiles»).

Deben evitarse las burlas y los consejos, pues pueden empeorar la situación.

Los padres desempeñan un papel importante, pues pueden proteger a su hijo de un exceso de estrés en su vida cotidiana y desterrar las dificultades para hablar.

Capítulo 5

Tiene dificultades para aprender a leer

Cuando el niño entra en primer curso de primaria, empieza a crecer la angustia: ¿aprenderá a tiempo a leer? Oficialmente, los niños deben aprender a leer antes del final del segundo curso de primaria. De hecho, la impaciencia crece muy rápidamente, la de los padres mucho más que la de los niños. Y es normal, pues la lectura ocupa un lugar muy importante en nuestra sociedad.

La lectura, toda una historia

La entrada en primero de primaria supone que hay que escoger una mochila, adaptarse a un nuevo maestro, a veces a un nevo entorno, a unos nuevos compañeros, etc., pero, en realidad, lo que está en juego es todavía más importante: el niño está a punto de entrar en el mundo de lo escrito. Y es que, en nuestra sociedad, lo escrito está presente en todas partes: en los carteles, las instrucciones, las recetas médicas, los cheques, los anuncios, además de, por supuesto, los libros y los periódicos. Por todo ello, aprender a leer supone forzosamente un paso decisivo para los padres: es imprescindible para los estudios de sus hijos, y, por tanto, para su futuro. En ese momento es cuando interviene la angustia: estamos impacientes por ver al pequeño descifrar su primer texto, si es que no lo ha hecho ya en el parvulario.

En este contexto, el niño puede imaginarse la lectura como un simple ejercicio, en el que debe triunfar para tranquilizar a sus padres. Pero la lectura no es un fin en sí mismo, sino una herramienta de comunicación. Y la prueba de ello está en que los niños se acercan a la lectura antes incluso de aprender a leer, y algunos bebés de 18 meses ya distinguen palabras como «Mickey» o «MacDonalds» solamente por la manera en que están escritas: por su grafismo, su color o su apariencia general. Posteriormente, a lo largo de su escolaridad, el niño afina esa herramienta que es la lectura. Incluso como adultos, seguimos aprendiendo a leer mejor, a entender mejor los textos. La lectura es un recorrido. Así pues, lo más importante es ayudar a nuestros hijos a progresar, y no evaluar constantemente qué nivel alcanzan desde que entran en primero.

Aunque a veces ya no nos damos cuenta, debido a la costumbre, leer es un acto complejo. Intervienen la vía visual y la auditiva, que sólo pueden funcionar de forma armoniosa cuando se apoyan en la búsqueda de sentido. La vía visual consiste en saber reconocer a ojo, de manera global, sílabas como «pa» o «ba» para conseguir un desciframiento correcto; también supone reconocer a primera vista palabras como «cartel» y «barco», y formar una reserva de palabras conocidas. En cuanto a la vía auditiva, consiste en comprender que tal signo escrito corresponde a tal sonido, ser capaz de establecer la relación entre ambos signos y asociar los sonidos unos con otros. Para acceder a la lectura, es preciso que esas dos maneras de descodificar los textos no se separen de la comprensión de los mismos. Lo podemos ver cuando un niño descifra una palabra: primero deletrea «pe-que-ño», luego reconoce la palabra y la entiende, y es entonces cuando vuelve a leerla de la manera en que acostumbra a decirla cuando habla: «pequeño». Los padres, que están viendo cómo lo hace, se dan cuenta de en qué momento entiende de verdad lo que está escrito.

Cada niño entra en la lectura a su manera y a su ritmo, al igual que ha ocurrido anteriormente con el habla. Pero la escuela está hecha para aprendizajes colectivos. Este sistema es válido para muchos niños, pero, para otros, supone un problema. Por eso decimos que respetar el ritmo del niño significa ofrecerle todas las posibilidades. Y, de hecho, el que haya aprendido a leer muy pronto no lo convertirá necesariamente en mejor lector que el que lo haya hecho de forma más lenta. Algunos niños sabrán leer al final del segundo trimestre de primero, otros al final del año escolar y para otros será necesario el segundo curso para consolidar la lectura, lo cual se considera normal.

Métodos de aprendizaje de la lectura

Existen distintos métodos de aprendizaje de la lectura, de los cuales se habla muy a menudo, pero no siempre se sabe en qué consisten exactamente.

• El **método puramente analítico y silábico** es el más clásico, y también el más antiguo. Una lección se dedica al hecho de que (b) + (a) = (ba), y otra al hecho de que (b) + (o) = (bo), etc. El niño está ante

frases cortas hechas a medida para el ejercicio silábico, tales como: «Papá fuma la pipa». Este método
sólo aborda una parte de la lectura, el desciframiento,
y deja de lado lo atractivo del mensaje. Sin embargo,
este método tiene un aspecto progresivo y concreto
que tranquiliza a algunos padres.

• El **método global**, inventado en los años sesenta,
introduce al niño en el mundo de la lectura a través del
reconocimiento global de cada palabra. Este método,
que combina lo visual y lo analítico, requiere mucho
tiempo y una gran confianza en el niño, que debe ser
muy activo y llevar a cabo por sí mismo el descubrimiento de las correspondencias entre la letra y el sonido,
con la ayuda del maestro. En este sistema, el niño distingue visualmente palabras en un texto real. Cuando
ya conoce las suficientes, se le guía para reconocer
sonidos a partir de las palabras identificadas. Por ejemplo, si sabe encontrar la palabra «maletas» cuando la
ve escrita, le enseñaremos cómo analizarla y que (m)
+ (a) producen el sonido (ma).

• El **método «natural»** no utiliza texto o libro alguno
como soporte de lectura. Los alumnos escriben sus
propios textos y en base a ellos aprenden a leer, a la
vez que a escribir. Esta técnica, bastante marginal,
produce escepticismo en muchos padres, porque

supone que el niño es capaz de producir sus propias herramientas.

En la actualidad, casi todos los métodos que se utilizan son una mezcla entre el analítico y el global. El niño debe adquirir y reconocer globalmente palabras-herramienta. Por ejemplo, se le pide que identifique rápidamente una decena de palabras («gato», «rata», «es», «con», «Arturo», etc.) sin descifrarlas: no sabe descomponerlas en sílabas y letras. Se le pide también que reconozca sonidos en el interior de las palabras, para a continuación combinar esos sonidos. Este tipo de método es indicado para un gran número de lectores aprendices.

Cualquier método presenta aspectos positivos. Lo más importante es su grado de adaptación al niño. Pero también es igualmente importante, o más, el comportamiento de los adultos. Si el maestro es competente y acompaña bien a cada niño a lo largo de su aprendizaje, lo que no resulta demasiado fácil en una clase de 25 alumnos, es probable que lo consiga, sea cual sea el método empleado. El maestro transmite también algo muy importante: el interés por los textos. Si despertamos en los alumnos el deseo de leer, de comprender, y si los apoyamos en su esfuerzo, ya casi lo hemos logrado. Imagínese una niña que adivina, más que descifra, las palabras; dice «Papá dice» en vez de «Papá hace»: en realidad intenta entrar en la historia; tendremos que guiarla para que no se le olvide descifrar la palabra correcta.

Las trampas que hay que evitar

Existen distintos factores que pueden frenar la adquisición natural de la lectura, y el simple hecho de evitarlos ya hará que ayudemos mucho a nuestros hijos. El niño aprende a leer con mayor facilidad cuando el clima afectivo es bueno. En la escuela, este clima depende del maestro y en casa, de usted. Si tiene una relación de angustia con la lectura, con el saber o con la escuela, o si es demasiado exigente con sus progresos, por ejemplo, su hijo puede tener miedo a decepcionarle. Por ello, podría crisparse y hacer una montaña de lo que debería ser un placer.

Por otra parte, el niño necesita que los adultos se pongan de acuerdo. Si usted hace observaciones, aunque sean anodinas, sobre la maestra, sobre su manera de hablar o de vestir, o incluso si critica sus métodos de trabajo delante de su hijo, este puede desestabilizarse: «¿A quién debo creer, a la maestra o a mis padres?». Esta duda añadirá una dificultad a la que ya se encuentra en su camino hacia la lectura.

La adaptación a la escuela primaria también puede influir. El funcionamiento de esta no es el mismo que el del parvulario. Por esta razón, un niño que necesita estar muy arropado puede sentirse perdido. Si ha nacido en el último trimestre del año, será muy joven con respecto a los demás niños de la clase y puede sentirse aún más desplazado. Por último, cuando llegan a primero de Educación Primaria antes de los seis años, algunas veces los niños no tienen la madurez suficiente para concentrarse y estar atentos. Si es un niño y le cuesta quedarse quieto en la silla, se trata del perfil típico del alumno que aún no está preparado para este aprendizaje: lleno de energía, no ve qué hay de interesante en la lectura y prefiere jugar, le cuesta organizarse con su estuche, sus cuadernos, sus libros..., tiene que esforzarse mucho para hacer como los demás. Esta situación provocará probablemente un malestar poco propicio para progresos rápidos.

Las relaciones entre generaciones también se producen por medio de cosas que no se expresan. Si su niño tiene problemas para aprender a leer, pregúntese por la manera en que usted mismo vivió la escuela cuando era pequeño. Si un papá fracasó en sus estudios, si una mamá fue disléxica pero no lo dice, su hijo percibe en sus silencios que aprender a leer no es una cosa simple y que lo que está en juego es importante. No entiende de qué se trata exactamente, pero siente que hay un problema y eso le causa malestar. Es mejor que hable de ello con él, para que pueda distanciarse de su propia historia. Pregúntese también sobre sus costumbres actuales: ¿usted lee?, ¿considera que la lectura es una actividad importante?, ¿o quizá peligrosa? Algunos padres creen de forma más o menos consciente que si un niño accede al conocimiento, se alejará de su familia y de sus orígenes. El niño crecerá y aprenderá cosas que puede que no les apetezca que sepa. Además, ¡es tan agradable que siga siendo pequeño!

El niño también necesita situarse objetivamente en la perspectiva de las generaciones para aprender a leer. En la lectura hay sentido..., en todos los sentidos del término. Se lee de izquierda a derecha y de arriba abajo. Se leen textos que significan algo, que están llenos de referencias. Tomemos el ejemplo de Caperucita Roja: tiene una abuela y el niño necesita saber qué es una abuela para entender el cuento. Por tanto, necesita situarse en su propia historia familiar. Algunas cosas nos parecen tan simples a los adultos que a veces se nos olvida explicárselas a los niños. ¿Cómo se escribe su apellido? ¿Cuál es el nombre de pila de sus padres? No, el nombre de mamá no es «Mamá». ¿Cuál es la profesión de su padre?, ¿y la de su madre? ¿Quién va a buscarlo a la salida de la escuela?, ¿y a qué hora? ¿Qué día de la semana pasa con papá y qué día con mamá, si estos ya no viven juntos? Todas estas informaciones permiten al niño situarse en el tiempo y en el espacio, ser más autónomo, y también le sirven para poder prepararse para la lectura.

Por último, los problemas médicos pueden frenar el aprendizaje de la lectura, sobre todo si no se descubren a tiempo. Puede tratarse de problemas de visión, de audición, de cansancio o de insomnio. Si detecta alguna dificultad, no dude en consultar el asunto de la lectura con el médico que sigue a su hijo.

Cómo ayudar al niño

• Si **balbucea** al principio del primer curso de primaria, es normal, pero si la situación persiste, significa que no

66

entiende lo que lee. No le atribuye sentido. Se limita a descifrar. Para ayudarle, señale con el dedo la frase que debe leer y pídale que la lea en su cabeza. Si hay palabras que no consigue leer, dígale que se las señale con el dedo y léaselas sin más. Una vez que haya leído toda la frase interiormente, entonces puede leerla en voz alta: ya verá cómo el tono es perfecto, al cabo de cierto tiempo de ejercicio.

• Si **lee muy lentamente** una vez que han pasado los primeros meses de aprendizaje, significa que descifra mal: no ha adquirido automatismos, es decir, el reconocimiento visual y global de las palabras. Por tanto, debe descifrarlo todo, y esa tarea le agota. También es posible que el texto sea muy difícil para él, con demasiadas palabras nuevas. Pregúntele, antes de leerlo, que le señale las palabras que no conoce en cada frase. Si hay demasiadas, no puede leer con normalidad, pues no puede comprender el texto porque está demasiado ocupado con el desciframiento. Para ayudarle, oblíguelo a leer cinco minutos todos los días, incluso durante las vacaciones y el fin de semana. Tiene que encontrar esos cinco minutos en su horario, y es una de las condiciones necesarias para que el niño adquiera los automatismos de lectura y los memorice. No dude en acudir a los demás miembros de la familia, como los abuelos, durante las vacaciones. Todo ello siempre con una condición: que todo esto no sea vivido como una carga, tanto por el adulto como por el niño. Esta ayuda tiene como objetivo acceder al placer de leer solo. Normalmente, los progresos son bastante rápidos al cabo de uno o dos meses. Al principio, para ponérselo más fácil, elija con él libros y revistas que contengan muchas imágenes y poco texto.

• Si **invierte o confunde letras o sílabas** al principio de su aprendizaje, tenga paciencia. No añada su angustia a sus dificultades. Rectifique su lectura mostrándole el orden de los sonidos. Por ejemplo, si lee «drento» por «dentro», enséñele sílaba por sílaba que el sonido (d) va primero, seguido del sonido (e), del sonido (n), de (t), de (r) y, finalmente, de (o). También puede consultar con el maestro y pedirle consejo para abordar en casa el desciframiento de sonidos y sílabas.

• **No le gusta leer.** Es normal, puede que esté acostumbrado a mirar la televisión y a jugar con la videoconsola, y no ha adquirido suficiente velocidad de lectura para disfrutar del placer de leer. Por lo menos hasta segundo, hay que acompañarle en esta actividad. Es aconsejable reducir las horas de televisión y de videoconsola, que son actividades pasivas, al contrario que la lectura, en la que es necesario crear imá-

genes interiores. Hablen juntos de lo que ha leído y rela-
ciónelo con programas de televisión sobre el tema,
busquen juntos documentos en Internet, etc. Un último
consejo: inscríbase con él en la biblioteca y demuestre
su interés por los libros, pues usted es su modelo. Si usted
no puede leer, dígale entonces a su hijo que siente no
poder hacerlo, y organícense para que él pueda acceder igualmente a este placer. Por último, si alguna de
estas dificultades persiste al llegar a tercero, puede que
haya un problema de dislexia (véase el capítulo 6).

¿En qué momento se debe ir al logopeda?

Los padres se preocupan demasiado temprano por
muchos errores pequeños que se corregirán en
poco tiempo. Antes de los ocho o nueve años, un
niño que invierte las letras y los sonidos se sitúa dentro del aprendizaje normal de la lectura, que implica
cometer errores y aceptarlos como una etapa casi
obligada. Corríjalo afectuosamente y sin angustia.
No obstante, si la lectura se convierte en un tema de
tensión en casa, o si el niño no está a gusto en la
escuela, puede acudir a la consulta del logopeda
para volver a empezar sobre bases sólidas.

El trabajo del logopeda consistirá primero en devolver al niño la confianza en sí mismo, mostrándole que ya sabe muchas cosas. Si es posible, no acudan a la consulta demasiado pronto, salvo en el caso de que el niño se encuentre muy mal en el segundo trimestre del primer curso de educación primaria y que parezca que le coge manía a la lectura. En ese caso, un sencillo examen logopédico podrá tranquilizarle.

Lo esencial

No olvide que cada niño dispone de dos años escolares para aprender a leer: primero y segundo de primaria.

Respete su ritmo de aprendizaje.

La relación con el maestro es importante, pues garantiza la correcta evolución del niño.

Manténgase en su papel de padre, apoye a su hijo y no intente ocupar el espacio del docente.

Capítulo 6

¿Será disléxico?

«¡Qué catástrofe, podría ser disléxico!». Este
pensamiento causa el mismo efecto que un
terremoto. Resulta difícil desde un punto de vista escolar. Y, encima, la dislexia se considera casi
como una enfermedad vergonzosa. Entonces,
¿qué se puede hacer?

¿Dislexia o no?

Todo el mundo habla de la dislexia en el entorno
escolar. Parece incluso que en algunas escuelas
algunos de los alumnos reciben un seguimiento,
debido a sus dificultades con la lectura. De hecho,
se calcula que entre el 3 % y 6 % de los alumnos
podrían ser disléxicos. Por ello, los padres siguen con
preocupación los progresos de sus hijos con la lectura. Para algunos niños, resulta muy complicado ad-

quirir el lenguaje escrito y la ortografía. Hay numerosos elementos que intervienen en la aparición de estas dificultades, como por ejemplo el papel de la escuela, los métodos de aprendizaje o la consideración de los trastornos específicos de los disléxicos.

¿Qué es la dilexia?

La dislexia es un trastorno de adquisición específica del lenguaje escrito. Afecta a niños que no presentan ningún problema concreto de vista o de oído, ni ningún trastorno motor, que tienen un nivel intelectual global normal y que, por tanto, están escolarizados de forma normal, niños que en un principio no deberían tener ninguna dificultad específica con la lectura, pero que, sin embargo, la tienen, y no sólo durante los primeros años en los que todos los niños aprenden a leer.

Muchos científicos han estudiado esta cuestión. Según las investigaciones realizadas en neurobiología, la dislexia tendría su explicación en un desequilibrio entre los dos hemisferios del cerebro, el derecho y el izquierdo. Se debería a un gen, que sería transmisible entre familiares. Aunque es un hecho que se encuentran ascendentes disléxicos en la familia del niño disléxico, no ocurre siempre de forma sistemática. Hasta ahora, el debate sigue abierto. De todas maneras, es poco probable que el descubrimiento de una nueva molécula pueda curar la dislexia. En este trastorno intervienen varios factores, que forman una configuración que da lugar o no a la dislexia.

La dislexia no es...

¡Cuidado! No todas las dificultades que experimenta un niño al empezar a leer implican necesariamente que sea «disléxico». Por ejemplo, si su hijo está en segundo curso y lee «castrofe» en vez de «catástrofe», no se preocupe, ni tampoco si confunde todavía la (b) y la (d). De hecho, un niño no se vuelve disléxico de un día para otro, sino que pasa mucho tiempo antes de que lo sea realmente. No hay que preocuparse hasta que el niño llegue a finales de segundo o principios de tercero, y en todo caso no antes de que cumpla nueve años. Durante este periodo de aprendizaje de la lectura, seguramente cometerá errores, lo cual es normal, pues está ahí para aprender. Invertirá las letras al leer y confundirá algunos sonidos, pero la situación mejorará en un periodo breve, porque la lectura se va construyendo progresivamente. Se necesita paciencia, así que no lo riña porque lee «dren» en vez de «tren» cuando va a primero. Es posible que el niño adquiera las habilidades lentamente, que le falte algo de madurez o que le interese poco la lectura. Pero lo conseguirá, sólo es cuestión de tiempo.

El placer de la lectura

Cuando todo va bien, aprender a leer es un placer. Al principio, el niño descifra y, cuanto más avanza, más gana en habilidad, pues va adquiriendo automatismos. Por ejemplo, cuando ve la palabra «elefante», la reconoce, y ya no piensa en si tiene una «f» para el sonido (fe) y que una (a) y una (n) forman el sonido (an). El niño piensa en un grupo de animales, la imagen le viene inmediatamente a la cabeza, a la vez que oye en su interior los sonidos, por sílabas, de la palabra «elefante». Ya no tiene que pensar en ello, observar las letras y los sonidos, y dividir la palabra en varias sílabas. Posteriormente, cuando la lectura se hace más fluida, si se encuentra con una palabra desconocida que nunca ha leído, reduce ligeramente el ritmo y vuelve a la técnica de la división silábica. Se apoya al mismo tiempo en el sentido general del texto para no equivocarse. Por lo tanto, el niño puede cambiar su modo de lectura. Tomemos como ejemplo la palabra «psicólogo». El niño duda, descompone la palabra y la lee. Todas estas habilidades se adquieren en aproximadamente dos años. Y si las dudas persisten con las palabras inusuales, o difíciles de dividir, como «paisano», el niño tendrá en cuenta el contexto para ayudarse. Por tanto, tiene que hacer cada vez menos esfuerzos, y llega a sexto curso sabiendo descifrar con facilidad un texto corto de lectura corriente, ya se trate de una receta, de unas instrucciones o de una historia. Lo entiende y lo hace suyo.

Los tipos de dislexia

Por su parte, el disléxico sufre durante mucho tiempo, en mayor o menor grado, para adquirir ese instrumento de comunicación que es la lectura. Existen varias formas de dislexia, con diferentes grados de gravedad. La molestia puede persistir hasta la edad adulta, hasta el punto de causar una desventaja que impide cualquier lectura. En ese caso, una persona con una inteligencia normal, incluso destacable, tiene dificultades ante cualquier texto o ante el hecho de tener que expresarse por escrito.

• **En cerca del 60 % de los casos, la vía fonológica está afectada:** el niño reconoce más o menos las palabras de forma global, las ha grabado, pero no consigue descifrar correctamente las demás, es decir, no logra asociar un sonido con una letra o con un grupo de letras. Por ejemplo, el niño está en tercero y no consigue acordarse de que «gui» se lee (gi), omite algún fonema, dice «bazo» en vez de «brazo» y sigue invirtiendo los sonidos (lee «palto» en vez de «plato» o «relomino» en vez de «remolino»). Este niño es inteligente y no es en absoluto perezoso, pero, aunque hace un gran esfuerzo, no lo consigue. Cuando tropieza con una palabra, el resto del texto no le ayuda en absoluto. Para él, las palabras son como objetos que debe asimilar, y no sabe cómo abordarlos. Está lejos de ser capaz de crear una imagen mental: cuando ve la palabra «remolino», no piensa en el viento, sino en una serie de letras imposibles de asimilar.

• En el segundo caso, es la vía visual la que está afectada: el niño sabe descifrar la palabra más o menos, pero el resto de las operaciones de lectura no se producen: no consigue almacenar una reserva de léxico, es decir, una reserva de palabras conocidas, que no necesite descifrar cuando las vea y que sean reconocibles de un vistazo. Le cuesta descubrir el sentido de los textos, lee sin usar una entonación correcta y hace pausas en los lugares equivocados. Su lectura siempre resulta laboriosa, incluso en tercero de primaria, y le da pánico que le pregunten algo sobre lo que acaba de leer.

• El tercer caso es el más difícil, pues el niño suma los dos trastornos descritos hasta ahora: no descifra bien las palabras, no reconoce palabras habituales como «yo», «comer» o «gato», que debería conocer perfectamente. Por tanto, tiene serias dificultades, y su dislexia lo perturba tanto que pronto deja de participar en clase y de hacer los deberes, en los que casi todo pasa por la palabra escrita.

• Por último, existe un tipo de dislexia que puede parecer extraña cuando se observa: el niño lee perfectamente, descifra las palabras sin problemas y usa la entonación correcta, pero es totalmente incapaz de comprender el sentido del texto. Si, por ejemplo, se le pregunta sobre los personajes del texto que acaba de leer, no es capaz siquiera de nombrarlos o describirlos.

La diversidad de casos de dislexia revela hasta qué punto se trata de un proceso complejo, que va más allá del desciframiento de las palabras, que, por otra parte, parece ser la dificultad principal para un joven alumno de primero.

El niño sufre a causa de su dislexia

El niño disléxico sólo tiene dificultades cuando quiere acceder al mundo de lo escrito, pero, en nuestra sociedad, esto supone un verdadero problema. El niño es inteligente, como ya hemos dicho, pero, sin embargo, tiene que soportar las burlas, porque a veces, erróneamente, se le considera un niño retrasado y no se le comprende. Y el niño sufre. Como es inteligente, intenta ocultar su dificultad: se da cuenta de que no es como los demás niños, que no tienen problemas con los textos. Como saca malas notas y sus amigos se ríen de sus errores, el niño pierde confianza en sí mismo. Se ve obligado a encontrar estrategias que compensen su desventaja, pero, a medida que pasan los años, se hace más difícil conseguirlo: gasta toda su energía en memorizarlo todo o en encontrar referencias en palabras que conoce. Sus esfuerzos pueden retrasar el momento en que la dislexia se manifiesta completamente. Todo esto explica que, en algunos casos, sólo en tercero se consiga poner un nombre al trastorno, o incluso más tarde. A partir de ese curso, se produce una fase de aceleración en el proceso de aprendizaje y se les pide a los niños que lean cada vez más rápido, y el disléxico ya no es capaz de seguir el ritmo. Sus notas caen en picado, y el niño puede llegar incluso a deprimirse. Además, teme decepcionar a sus padres, que se preguntan lo que le estará pasando a este niño tan trabajador e inteligente que tiene dificultades en quinto y en sexto. Para poder descubrirla a tiempo y tratarla lo antes posible, hay que efectuar un trabajo de reconocimiento global de la dislexia. Esta circunstancia evita que ciertos niños sufran en silencio durante muchos años.

Por último, hay que mencionar un aspecto no menos importante de la cuestión. En la medida en que la dislexia representa un desorden en la adquisición de la lectura, siempre está relacionada, de una forma u otra, con aspectos psicológicos vinculados con el tema de la ley y de las reglas. Para leer, hay que aceptar las reglas (tales letras producen tal sonido) y, al mismo tiempo, hay que tener la suficiente flexibilidad para aceptar que estas reglas tienen excepciones y que, a veces, son ilógicas. La cuestión que se plantea es la siguiente: ¿se niega el disléxico, aunque de forma inconsciente, a acceder al sentido y a entrar en el mundo de la escritura? El logopeda no puede contestar solo a este tipo de problema. En este caso hay que plantearse acudir a un psicoterapeuta, bien como complemento de las sesiones de logopedia si el niño no evoluciona, bien después de la reeducación. En todo caso, no se puede negar este aspecto fisiológico, que escapa a las técnicas de la reeducación: el niño es parte actora en este asunto, y su dislexia con frecuencia es una forma de esconder otras dificultades más profundas.

¿Cómo puede ayudarle?

El niño disléxico necesita el apoyo absoluto de sus padres y de los maestros, así como recibir una pedagogía apropiada. Necesita oír que sí, que es inteligente, pero que tiene una dificultad específica que tiene un nombre y que no es la única persona con este problema. Sabemos que los estudios secundarios le exigirán más esfuerzos que a otro alumno, pero no por ello son imposibles. Le tocará a usted, el padre, encontrar las materias que se le dan bien y valorarlas ante él: música, dibujo, deporte, etc. Además, los niños disléxicos con frecuencia tienen una sensibilidad artística acentuada. Descubrimos entonces que pueden dedicarse a unos estudios que no eran los imaginados en un principio, pero que se adaptan perfectamente a ellos. Para la familia, todo esto supone un largo camino que hay que recorrer: por su parte, los padres deben comprenderlo y aceptarlo. Posteriormente, deben explicar a su entorno lo que es la dislexia y comunicárselo a los maestros, porque es muy importante que mantengan el vínculo con el entorno escolar. Esta toma de conciencia debe ir acompañada por la labor del logopeda: es necesario iniciar la reeducación y mantenerla. Usted debe informarse, implicarse, encontrar los horarios adecuados con el logopeda, etc. Todo ello requiere esfuerzos, pero el niño obtendrá grandes beneficios de ello. ¡El esfuerzo vale la pena!

Me aconsejan que lo lleve al logopeda

En caso de dislexia, la logopedia constituye una ayuda indispensable. El informe logopédico permitirá precisar el tipo de dislexia que sufre el niño, pues este término incluye dificultades muy variadas. La reeducación puede ser muy larga y laboriosa, y es posible que los resultados no siempre sean visibles al principio. Pero la ayuda benevolente de este especialista ayudará a los padres a apoyar su hijo en sus progresos. En efecto, no se trata de dejarlo todo en manos del logopeda, sino más bien de establecer un diálogo con él, que permitirá escuchar sus consejos y ponerlos en práctica en casa. Le remito ahora a las pistas prácticas proporcionadas para la disortografía, pues este trastorno está casi siempre relacionado con la dislexia (véanse los capítulos 5 y 7). El método de lectura Borel-Maisonny también puede resultarle útil. Lo inventó una logopeda que se dio cuenta de que algunos niños necesitaban un gesto para marcar la toma de conciencia de cada sonido. Por ejemplo, para el sonido (pe), el niño mira lo que hace la boca del logopeda, que al mismo tiempo abre la mano para imitar una explosión, pues el sonido (pe) es, de hecho, un sonido que explota entre los labios. Esta referencia física ayuda al niño a memorizar: él aprende tanto el sonido como el gesto. Este método se puede adaptar a las necesidades particulares de cada niño. Cuando este ya no necesite el gesto, lo abandonará por sí solo.

Lo esencial

Espere hasta segundo de primaria, es decir, hasta el segundo año de aprendizaje de la lectura para todos los niños, antes de acudir al logopeda para hacer una revisión si persisten las grandes dificultades de lectura.

Si se diagnostica dislexia, no abandone la reeducación antes de que finalice: puede ser un proceso largo y los progresos no siempre son rápidos. ¡Tenga paciencia!

Conviene que el maestro, conocedor de las dificultades del niño, se reúna con el logopeda periódicamente para evaluar la evolución del niño.

Se puede vivir con una dislexia y estudiar al mismo tiempo. La primera tarea de los padres es conseguir que el niño vuelva a confiar en sí mismo.

Capítulo 7

El niño comete muchas faltas de ortografía

Su hijo tiene nueve o diez años y cuando le manda una postal de vacaciones usted se queda anonadado por su nivel de ortografía. Casi comete una falta por palabra. ¿Qué es lo está ocurriendo?

¿De qué ortografía estamos hablando?

Existen dos tipos de faltas de ortografía:

• **Las faltas relacionadas con las palabras de uso.** Por ejemplo, ¿cuándo hay que usar *j* o *g*? ¿O cómo se escriben «hervir» y «alcohol»? En este aspecto, todo el mundo comete más o menos faltas de ortografía, y si uno tiene la voluntad de aprender, realizará un aprendizaje continuo. La buena ortografía, la de uso, requiere su tiempo y se afianza con la lectura, así que cuando se tiene alguna duda sobre la ortografía de alguna palabra es aconsejable buscarla en el diccionario.

• **Las faltas relacionadas con la ortografía gramatical:** son las que tienen que ver con las correspondencias, por ejemplo, entre verbo y sujeto, que proporcionan a la frase su estructura. Esta ortografía permite acceder al sentido. Así, cuando el niño escribe «Los niños pequeños juegan en el patio», ha entendido que varios niños están jugando. También ha entendido que los artículos, los nombres y los adjetivos marcan el plural con una s, pero que no ocurre lo mismo con los verbos, porque tienen otra función y obedecen a otras reglas gramaticales. El niño que aplica estas correspondencias sin mayores problemas ha entendido la estructura de las frases y la función de las diferentes categorías gramaticales.

La ortografía gramatical es la más importante de las dos. De hecho, enseguida nos damos cuenta de si alguien no la domina totalmente. Una carta redactada con muchas faltas gramaticales ofrece una mala imagen de la persona que la ha escrito. La ortografía no sólo es importante en la escuela, también constituye un distintivo social que no se puede despreciar: de hecho, con frecuencia juzgamos a las personas por su manera de escribir.

La ortografía de uso, que no es resultado del azar, sino de cientos de años de evolución de la lengua, tiene aspectos prácticos. Por ejemplo evita que confundamos los homónimos, palabras que se pronuncian de la misma forma pero que no tienen el mismo significado y se escriben de manera distinta, como «halla» del verbo *hallar* y «haya» de *haber*.

A pesar de todas estas razones lógicas, en ocasiones nos gustaría que la ortografía fuera menos complicada, y esperamos que haya una reforma que lo simplifique todo y que suprima excepciones y elimine dificultades.

¿Por qué tiene problemas con la ortografía?

En primero y segundo, es normal que el niño escriba todavía de forma fonética, pues aún no ha establecido la relación entre los sonidos y la reserva de palabras conocidas que está almacenando para la lectura. Cuando coge el bolígrafo de forma espontánea, no aprovecha lo que sabe, y es posible que escriba, por ejemplo, sin preocuparse: «noentres en miavitacion». No se preocupe, esta ortografía rudimentaria irá mejorando. De momento, el niño piensa que debe escribir algo y lo escribe como puede. Este funcionamiento espontáneo es normal hasta segundo. De hecho, se necesita mucho tiempo para comprender que no se escribe como se habla: es tarea de la escuela que el niño adquiera las bases de la ortografía por medio de numerosos ejercicios sistemáticos. Se necesitan unos cinco años para poder establecer las correspondencias correctas y las referencias ortográficas espontáneas. Algunos niños no adquieren una buena ortografía antes de tercero de primaria. Es entonces cuando escribirán espontáneamente «No entres en mi habitación». ¡Qué gustazo!

¿Cuándo se debe reaccionar?

Si llegado a tercero de primaria, su hijo aún tiene problemas con la ortografía y si no parece que vaya a hacer ningún progreso, puede que su problema sea más serio de lo que cree. Por ello, debe reaccionar y enfrentarse al problema para saber si su hijo es disléxico (véase el capítulo 6), porque las dificultades con la ortografía producen trastornos de lectura en el 95 % de los disléxicos. En este caso, las faltas son masivas: hay errores de correspondencia, desconocimiento de palabras usuales, faltas de sonidos, que no se han escrito correctamente ni siquiera desde el punto de vista fonético. ¿Qué puede hacer frente al desastre? Debe acudir a un logopeda y, probablemente, iniciar un proceso de reeducación, pues el problema no se solucionará solo.

En otros casos, el niño comete sobre todo faltas de correspondencias (muchas veces con los verbos) o faltas usuales, lo que no le ha impedido aprender a leer de manera normal. Por tanto, no se trata de dislexia, sino de disortografía simple. En ese caso, puede preguntar a su maestro si es preciso realizar un examen ortográfico con el logopeda.

El niño disortográfico no ha podido aprovechar las lecciones de gramática ni de las de conjugación, ni tampoco los dictados, para construir la herramienta de la «ortografía». Ese ejercicio le resulta superfluo y no tiene relación alguna con el hecho de expresarse por escrito. Tiene la impresión de que ninguna regla organiza ese embrollo que se parece más a una lotería que a la construcción de un conocimiento: «¿Cuándo tengo que poner "gu" y cuándo "gü", cuándo hay que escribir "b" o "v"?». Los padres acaban desesperándose, porque no aprecian ningún progreso.

El trabajo con el logopeda

El logopeda no repite lo que ya se hace en la escuela, puesto que no funciona bien con los niños disortográficos. Trabaja con mayor profundidad para poder tratar funciones más fundamentales: el vínculo entre el sentido y las palabras. Ahí es donde se encuentra la dificultad, y no en el nivel puramente técnico.

El método siguiente ha dado buenos resultados. El logopeda trabaja sobre un soporte escrito que el niño elige porque le interesa el tema que trata. Puede ser un artículo de periódico, un libro, un álbum ilustrado, un cartel, un anuncio publicitario, etc. El niño interviene a lo largo de las sesiones y participa de forma activa en su reeducación. Una vez elegido el texto, lo leen de la forma más adecuada en función de las dificultades del niño: el logopeda lo lee solo y el niño sigue con la mirada, o bien lo leen a la vez, o el niño lo lee él solo. En cualquier caso, el niño incorpora visualmente las palabras. Posteriormente, el logopeda le pide que le explique lo que le sugiere el texto, y se inicia un diálogo. Por ejemplo, si el texto trata sobre fútbol: «¡Yo también juego a fútbol!», «¿Ah, sí? ¿Y en qué equipo?». Así es como se entra en el mundo real del niño, de manera oral. Si el niño es más mayor, el logopeda también puede hacerle entrar en el mundo adulto a través de la conversación: «Yo nunca jugué al fútbol, las chicas no juegan tanto como los chicos». El lenguaje es un instrumento de comunicación en el que se efectúa un intercambio, que es mucho más rico de lo que el niño cree.

A continuación, el logopeda le pide al niño que escriba una frase, siempre relacionada con el texto que sirve de referencia, en este caso el fútbol. La frase propuesta, ya sea por el niño, ya sea por el logopeda, puede ser del tipo: «Mañana yo iré a jugar al fútbol con mis amigos». El niño empieza a escribir. El logopeda lo interrumpe antes de que escriba una palabra con una falta y le antepone la reflexión a la escritura. El logopeda pregunta: «¿Conoces la palabra ˝mañana˝?, ¿qué es lo que ves dentro de tu cabeza? ˝Yo˝ es una palabra que seguro que has visto muchas veces, ¿no la recuerdas? ¿Cómo se llaman las palabras que describen lo que uno hace? Son verbos, sí, seguro que conoces otros verbos». El objetivo es que el niño escriba «yo» y no «io». Con frecuencia, cuando es disléxico, el niño conoce muy bien las reglas de la gramática, pero no establece la relación entre esta y los textos que adquieren sentido mediante la gramática. Por tanto, se debe establecer ese vínculo utilizando escritos que le interesen de verdad. Para la ortografía de las palabras usuales, nos podemos apoyar en la etimología: «"Amigo" tiene la misma raíz que "amar", porque un amigo es alguien a quien amas». El niño entiende que la lengua está vinculada a una cultura y que cada palabra significa algo.

Podemos seguir avanzando de esta manera. El objetivo es que comprenda una idea sencilla: «No se escribe como se oye, sino como se entiende». Si el niño escribe «aze» en vez de «hace», es porque no ve el vínculo con el verbo *hacer*. Y un texto un poco largo, con muchas de estas faltas, pronto se vuelve ilegible, con lo que no llega a formarse ninguna imagen mental: en este caso, la de un grupo de amigos que juegan al fútbol. Con frecuencia los niños disortográficos se muestran reacios a este tipo de reflexión. Por esta razón, la recuperación del instrumento escrito puede tardar un tiempo. Es preciso que el niño instaure los automatismos y que acepte atribuir sentido a las palabras.

¿Y en casa también?

Si le parece factible (es decir, si tiene tiempo y dispone de un entorno tranquilo), puede utilizar este método en casa. Dígale a su hijo que escriba una frase que para él signifique algo, siempre que se respeten algunas reglas importantes: nunca debe hacerle una pregunta al niño y tardar demasiado en responderle, para que él no se sienta atrapado; debe obligarle a escribir las palabras una por una, después de haber reflexionado. Por supuesto, le puede dar alguna pista. Por ejemplo, si en casa hay una chimenea en la que arde el fuego, que al niño le encanta mirar, y este decide escribir con usted la frase: «Hemos encendido fuego», pregúntele, por ejemplo: «Cierra los ojos, ¿ya has visto la palabra encendido en alguna parte? Hemos es como yo he, tu has, el ha, nosotros hemos…».

Este tipo de reflexiones sobre el sentido de la lengua también es útil para los niños disléxicos. Por otra parte, no se olvide de continuar leyendo con el niño, animándolo a seguir con la mirada su dedo mientras este se desliza bajo cada línea —aunque el niño ya sea mayor—, para que continúe reuniendo una reserva de palabras usuales. Túrnese con su pareja para leer y hágale elegir los libros. Cualquier medio es válido, siempre que estimule la comunicación y el acceso al sentido de los textos.

Lo esencial

No olvide que dominar las reglas de la ortografía requiere tiempo. Con frecuencia, se necesitan varios años antes de poder aplicarlas de forma espontánea.

Si el niño de ocho o nueve años todavía transcribe las palabras fonéticamente, debe acudir a la consulta, pues eso significa que la adquisición de la ortografía no se está produciendo.

El niño disortográfico debe comprender que uno escribe lo que entiende, y no lo que oye: las correspondencias gramaticales tienen sentido.

Capítulo 8

El niño escribe mal

Pocos niños tienen una caligrafía bonita a los seis o siete años. La mayoría todavía son un poco torpes: escriben letras grandes o diminutas, les cuesta seguir la línea o ligar las letras. Pero estas pequeñas torpezas de grafismo en la mayoría de los casos acaban resolviéndose solas. Incluso resulta sorprendente que mejoren en realmente pocos meses.

Escribir para ser leído

Cuando son pequeños, los niños viven en un mundo de signos. A la mayoría de ellos les encanta dibujar sobre la arena de la playa o en una hoja de papel. Disfrutan dejando su huella. De hecho, durante la educación infantil dibujan mucho. En cuanto pasan a los cursos intermedios, los maestros preparan a los niños para el grafismo, pues la escritura viene necesariamente detrás del dibujo. Se trata de una marca muy concreta: hay que coger el bolígrafo de una determinada manera, y el niño tiene haber desarrollado su habilidad motriz; además, el mensaje tiene sentido y debe ser legible, a diferencia del dibujo, que es libre y puede interpretarse de manera más abierta. El niño aprende ese código escrito en primer curso de primaria, a los seis años, aproximadamente.

En la actualidad, la escuela atribuye menos importancia a la escritura que antes. En tiempos de nuestras tatarabuelas, una buena caligrafía era como una tarjeta de visita, había que trazar elegantes mayúsculas y finos perfiles. Todavía existe un cierto nivel de exigencia, por supuesto: los niños aprenden a escribir de manera regular, siguiendo una línea recta, y a trazar las letras y ligarlas, lo que les garantiza legibilidad y velocidad. En primer curso no es tan grave escribir de manera torpe. Esta habilidad debe normalizarse con el tiempo. Para que pueda aprender a leer bien, el niño debe llegar a poder transcribir correctamente un texto y que este sea legible: leer y escribir son dos tareas complementarias, que se llevan a cabo de manera paralela. La una no puede existir sin la otra.

¿Es complicado escribir?

Puede serlo para algunos niños. De todas formas, escribir requiere muchas otras habilidades. Hay que coger el bolígrafo con tres dedos (el pulgar, el índice y el corazón), pero sin tensión, porque al mismo tiempo la muñeca debe poder moverse y permitir que la mano se deslice sobre la hoja a medida que la escritura avanza sobre la página. Algunas veces, vemos que a ciertos niños les cuesta escribir, se ponen tensos con el esfuerzo. Cuanto más tenso está el niño mentalmente, más tenso se pondrá sobre el papel. Y estas crispaciones se transmiten a sus dedos y a su muñeca, a sus brazos, a sus hombros e incluso a su espalda. Son estas tensiones las que tendremos que aliviar. El dibujo de las letras está relacionado con esas tensiones: cada letra se traza en un sentido muy preciso y se liga con las otras de manera legible y fácil de escribir. Si un niño no liga las letras en el sentido correcto, su velocidad de escritura se verá frenada, y es probable que escriba textos poco descifrables. Por ejemplo, una *o* ligada por abajo con una *m* se parecerá a una *a*, y leeremos (an) en vez de (on). Otro de los problemas que se da frecuentemente es el de los trazos. Y si no, ¡intente escribir la palabra «mínimo» si no sabe en qué sentido debe hacer los «puentes» ni cuántos puentes tiene la *n* o la *m*! Por lo general, las letras se cierran por arriba, y no por abajo. Es el caso de la *o*, de la *a* y de la *d*. El niño también debe comprender qué letras suben, bajan o hacen ambas cosas, como la *f*.

Generalmente, el milagro se produce con bastante rapidez: al cabo de un año, todo se normaliza. No es raro ver a un niño aplicado esforzándose por mejorar su caligrafía en primer curso. Pero también están los irreductibles, cuya caligrafía sigue siendo laboriosa y poco legible. Sin embargo, estos se esfuerzan mucho —incluso demasiado, se podría decir—, porque no dominan todavía los enlaces entre las letras y no consiguen mantener la movilidad de su muñeca. Con frecuencia, estos niños se muestran torpes en todos los trabajos que requieren cierta habilidad manual: cortan del revés, cuando colorean traspasan las líneas y cuando utilizan el pegamento lo extienden por todas partes. El aspecto global de su trabajo está en juego. De nuevo, aquí solemos encontrarnos con el perfil del alumno con dificultades: por ejemplo, un niño más pequeño con respecto a los demás y un poco torpe; posee una energía desbordante que le cuesta canalizar para realizar gestos finos.

Zurdos y diestros

A diferencia de lo que se pensó durante mucho tiempo, ser zurdo no constituye un problema. Se puede ser zurdo y tener una caligrafía bonita, sin tener que reducir la velocidad al escribir. Sin embargo, nuestra escritura está pensada para los diestros: como escribimos de izquierda a derecha, sólo podemos ver lo que acabamos de escribir si usamos la mano derecha para trazar las letras. Para conseguir lo mismo, el zurdo debe imaginar estrategias que pueden parecer curiosas para un observador no entendido. En la práctica, para no taparse a sí mismo lo que acaba de escribir, el zurdo gira la hoja, incluso hasta ponerla del revés, o bien la rodea con su antebrazo.

Y, por cierto, ¿qué significan las expresiones «ser diestro» o «ser zurdo»? Esta lateralización es una asimetría en la utilización de la mano, del pie y del ojo. En el caso que nos ocupa, se trata de la lateralización de la mano. Algunos zurdos poco lateralizados tienen problemas de escritura, o incluso de organización general del espacio, que pueden persistir hasta la edad adulta: hacen ciertas cosas con la mano derecha y otras con la izquierda, hasta el punto de «liarse» y no saber por qué lado coger la realidad. Si un niño no sabe qué mano debe usar, o si cambia constantemente de mano, es que todavía no está totalmente lateralizado.

Para los que siguen siendo «torpes»

¿Qué puede hacer para ayudar a su hijo, que escribe con poco cuidado, de forma aproximativa? Sobre todo puede ayudarle a desarrollar su habilidad motriz.

Puede que, en un principio, los juegos que le proponga no tengan una relación directa con la escritura, pero, en realidad, estarán ayudando a preparar el terreno de forma muy útil.

Propóngale, por ejemplo, que dibuje una figura humana y la recorte siguiendo lo mejor posible las líneas del dibujo, incluso las curvas. Propóngale también que coloree un dibujo sin traspasar las líneas; prueben primero con dibujos sencillos y después más complicados.

En realidad, las posibilidades son muchas, en función de las preferencias de su hijo y de las suyas: coser un disfraz juntos, ensartar perlas cada vez más finas, clavar puntas de manera recta con la ayuda de un pequeño martillo, etc.

Si el niño sigue teniendo una escritura muy poco legible a finales de segundo o principios de tercero, es mejor acudir a la consulta del logopeda para descubrir cuáles son las causas de esta situación. Algunos logopedas son especialistas en temas de escritura. Utilizan, por ejemplo, un calzador para dedos (existen para diestros y para zurdos) que guía los dedos del niño para que aprenda a coger bien el bolígrafo; también se le hace escribir sobre grandes hojas, para ver mejor el gesto de escritura que se trabajará posteriormente.

También puede consultar a un psicomotricista. Este profesional diagnosticará un posible retraso global de la motricidad, que puede deberse a un nacimiento prematuro o a problemas neurológicos.

En general, el tratamiento de la escritura forma parte de una reeducación general, en la que también se tienen en cuenta el retraso en la lectura y las dificultades de transcripción. En cualquier caso, no deje nunca que un niño luche solo contra sus problemas de escritura: después de cierto tiempo de aprendizaje normal, estos pueden crearle dificucultades durante la escolaridad.

Lo esencial

Lo que está escrito es para ser leído. Hay que ser, pues, legible.

Si en segundo la escritura del niño sigue siendo ilegible, es necesario tomar medidas.

Hay que actuar cuando al niño le cueste mucho escribir.

Es aconsejable dejar que el niño zurdo encuentre su propia manera de coger el bolígrafo y de colocar la hoja.

Capítulo 9

El niño tiene dificultades con las matemáticas

No es nada nuevo que los niños tengan dificultades con las matemáticas. Lo que sí es novedoso es la relación que se ha establecido entre algunas de esas dificultades y la logopedia. Se las sitúa en la categoría de discalculia. ¿Su hijo está afectado?

Las matemáticas desde que es muy pequeño

Las matemáticas son una manera de describir la realidad que nos rodea. Por lo tanto, se trata de algo natural que, por lo general, los niños pequeños practican con mucho gusto. Un niño de tres años al que preguntamos por su edad nos muestra espontáneamente tres dedos, aunque no sepa decir la cifra correspondiente. También practica cuando se le pregunta si ha obtenido más o menos bolitas de chocolate que sus hermanos o sus amigos. El niño está ordenando y contando. Le gusta clasificar los juguetes o los caramelos por colores y los objetos por tamaños, así como buscar respuestas a problemas pequeños. Cuesta creer que algunos años después este encanto pueda sufrir discalculia.

¿Qué es la discalculia?

En muchos aspectos, la discalculia nos recuerda a la dislexia (véase el capítulo 6). Los niños que la sufren tienen una inteligencia normal, no se les conoce deficiencia alguna, y, sin embargo, manifiestan dificultades persistentes en un ámbito concreto de conocimiento. En este caso no es la lectura, sino las matemáticas. Este trastorno puede presentar formas diversas.

• **Un niño de nueve o diez años está bloqueado con la numeración:** se le da tiempo para contar, dispone de una hoja de papel y de un bolígrafo para facilitar la puesta por escrito de su pensamiento, y, sin embargo, no es capaz de decir si 15 + 7 es mayor o menor que 15 + 5. De hecho, su mente no construye ninguna representación concreta de los números: para él, 5 no evoca la imagen de cinco caramelos o cinco canicas, sino más bien un objeto extraño, mal identificado y sin ningún significado relacionado con la numeración.

• **El niño es incapaz de realizar una operación:** no consigue asimilar la técnica de la suma ni la de la resta. No coloca bien los números sobre el papel, no entiende qué significa «llevarse una» y apenas sabe dónde debe escribir el resultado, sea este correcto o incorrecto.

• **Se le plantea un problema simple al niño:** no consigue determinar qué tipo de operación debe utilizar para resolver, por ejemplo, una suma. «Mamá compra 3 pasteles que cuestan cada uno 4 euros; ¿cuánto se ha gastado mamá?». La operación que debe efectuar es una suma: 4 + 4 + 4. Para comprender esto el niño debe entender la lógica que le permite encontrar la respuesta; sin embargo, es incapaz de representarse la situación. Al niño le cuesta crear una imagen mental a partir de la cual poder construir una reflexión. Para resolver un problema, el niño primero debe entender de qué se está hablando. También debe dominar mínimamente el vocabulario de las matemáticas: «más que, menos que, tanto como» son términos con un significado muy preciso. El enunciado es una historia que avanza en el tiempo, que incluye datos numéricos y que conduce a buscar alguna cosa: la respuesta a la pregunta. Si el niño no entiende la estructura de la pregunta que se le formula, ni qué es lo que se espera de él en este asunto, no tendrá posibilidades de contestar.

Como vemos, la discalculia engloba dificultades de diversos tipos: numeración, capacidad para realizar una operación, para encontrar la que se debe usar para resolver un problema y para entender el enunciado. Este trastorno también presenta diversos niveles de gravedad e incluye desde al niño que solamente ha fracasado en una etapa de su aprendizaje hasta a los adultos que lo padecerán en su vida diaria.

No todo es discalculia

Un niño puede experimentar dificultades pasajeras con las matemáticas sin padecer discalculia. Expondremos varios casos en los que no hay que preocuparse demasiado, sino tener mucha paciencia.

En primer lugar, hay que decir que no se puede hablar de discalculia durante los primeros años de aprendizaje: muchos niños de primero o de segundo necesitan repetir toda la fila numérica para volver a encontrar un número que deben suprimir. Cuentan con los dedos, confunden el 60, el 70, el 80 y el 90, y dan respuestas aleatorias «por probar», sin que por ello se pueda decir que tienen dificultades. En general, sólo podemos estar seguros de que se trata de discalculia cuando el niño alcanza la edad de nueve o diez años. Hasta entonces, el problema puede permanecer oculto y no nos damos cuenta de que el niño construye conocimientos que desde el principio están falseados. El niño no consigue imaginarse mentalmente que una cifra designa una cantidad fija, pero mientras utiliza números pequeños consigue arreglárselas. Sabrá poner una cruz en la casilla con la respuesta correcta y pronto sabrá recitar la fila numérica hasta 95, aunque para él eso no signifique gran cosa.

Muchos niños demasiado pequeños, o que no tienen la suficiente madurez, aún necesitan manipular objetos para poder hacerse una representación mental de las cifras. Cuentan con los dedos para saber cuánto suman 3 + 3, necesitan los famosos palitos para representar las decenas porque necesitan un soporte material para contar y hacer operaciones. No es que padezcan discalculia, sino que están elaborando su representación de las matemáticas. Cabe recordar que no todos los niños llegan a la abstracción al mismo tiempo.

Es bien sabido que la parte afectiva desempeña un papel muy importante en el aprendizaje: aprendemos en parte «para agradar al maestro». Es más fácil aprender en un clima distendido, en el que el niño no se sienta juzgado, sino apoyado. Cuando un niño no se lleva bien con el profesor, o cuando le tiene miedo, ya no consigue razonar: tiene miedo de equivocarse, de parecer ridículo. En cuanto oye la palabra «problema», se pone tenso, suda, se agita o se adormece. Esto no es realmente discalculia, y esta preocupación despareceré probablemente al año siguiente, cuando haya cambiado de profesor. El mismo tipo de obstáculo puede surgir en el ámbito familiar. Por ejemplo, si al niño le cuesta recitar la tabla de multiplicar en casa, puede ser porque tiene miedo de decepcionarle a usted y, de nuevo, el niño deja de memorizar y de razonar.

En todos estos casos, las dificultades desaparecerán con el paso del tiempo o el cambio de maestro o de actitud del entorno familiar. Hay que darle al niño el tiempo necesario para evolucionar y permitirle que manipule los objetos o dibuje palitos para representar las cifras y lo que estas quieren decir.

¿Por qué se produce la discalculia?

No se sabe con exactitud por qué se produce la discalculia. Los neuropsicólogos han planteado hipótesis en las que intervendría la genética: la discalculia puede ser debida a ciertas deficiencias cerebrales. Esta teoría se basa en la siguiente constatación: entre las personas que padecen discalculia grave y las que han sufrido lesiones se han constatado las mismas incapacidades para calcular o para razonar. Nos encontramos de nuevo en la misma situación que con la dislexia (véase el capítulo 6). Pero esta pista no conduce a muchas soluciones para la reeducación y, por tanto, persiste el misterio.

La logopedia interviene en el aspecto lingüístico, ya que la discalculia está relacionada con el sentido y el lenguaje. Los logopedas se han dado cuenta de que con frecuencia este trastorno se asocia a problemas de memorización y de especialización: el niño no sabe situarse en un plano simple, ni en las calles, ni en el tiempo («¿Qué viene antes y qué viene después en esta historia?», «¿y en este problema?»), ni en el espacio de la hoja de papel, y menos aún con los números y la geometría.

La discalculia también puede tener causas psicológicas. Se trataría, pues, de plantearse si «uno cuenta», de explorar la realidad o de negar que existan reglas inmutables. Pero en matemáticas 1 + 1 siempre suman 2, ni más ni menos. La imposibilidad de contar puede tener su origen en una historia familiar oculta, que preocupa al niño y lo perturba: siente confusamente que se le oculta algo, y este malestar altera su percepción de la realidad y sus ganas de aprender y de saber. En una ocasión vinieron a la consulta una madre y su hija, que padecía discalculia. La niña llevaba el apellido del marido de su madre, que había muerto justo antes de que ella naciera. La niña creía que ese señor que nunca había conocido era su padre. No obstante, su padre biológico era otra persona, un amante esporádico de su madre, pero esta se negaba a desvelarlo. Cuando vinieron a la consulta la madre vivía con un hombre que se ocupaba poco de la niña, pero al que esta llamaba, sin embargo, papá. Tres hombres, y ni un solo era el «verdadero» papá. En este caso, ¿cuánto suman 1 + 1 + 1? O, dicho de otra forma, ¿cuántos papás tenía la niña: 0, 1, 2 o 3? Este caso nos muestra claramente la relación entre las matemáticas, la enumeración y el inconsciente. Para entender las matemáticas, también hay que poder jugar con lo posible y lo imposible, y con lo probable y lo improbable. La situación de partida de un problema matemático es imaginaria, pero se refiere a una situación posible. Seguro que papá no ha comprado 15 barras de pan para la comida (no es imposible, pero es poco probable); sin embargo, puede haberse gastado 15 euros en la panadería (ha comprado pasteles). Así, algunos niños no consiguen proyectarse en un enunciado o no saben que es precisamente eso lo que tienen que hacer. Encuentran resultados incoherentes y no establecen la relación con lo que ellos saben de la realidad. Sin embargo, en matemáticas, el error tiene una función fundamental: se hace la prueba de que la hipótesis es correcta, o que lo es el resultado, volviendo al enunciado. El niño debe entender que debe razonar con lo que sabe, utilizando un esquema, un dibujo y una operación, y volviendo a empezar si su hipótesis no se confirma.

Lo que puede hacer

¿Quién debe enseñar a contar a los niños? La escuela, por supuesto, pero usted, el padre o la madre, debe ser el primero en hacerlo. A un niño pequeño le encanta contar, sobre todo objetos que pertenecen al universo de los adultos: los cazos de la cocina, el número de escalones de una escalera, los espaguetis del plato, las cucharillas del cajón, etc. Compruebe, jugando con él, que enumera correctamente: si cuenta cucharas, por ejemplo, fíjese si las desplaza a medida que las cuenta, separando el montón de las que ya ha contado de las que le quedan por contar. Enséñele lentamente cómo lo hace usted. Apruebe sus éxitos y acostúmbrelo a no sentirse frustrado si comete un error. Usted también se equivoca a veces; de hecho, a veces cuenta dos veces para asegurarse, ¡dígaselo!

También puede plantearle problemas divertidos, relacionados con la vida diaria: «¿Cuántos seremos para cenar esta noche, cuántos platos hay que poner en la mesa? Y el pastel, ¿en cuántas partes lo cortaremos?». Si el niño se equivoca, dígale la respuesta correcta sin reñirle, para que la vuelva a encontrar solo. No olvide explicarle, de vez en cuando, cómo encuentra usted el resultado: «Hoy mamá volverá tarde; por lo tanto, no cenará en casa, así que sólo estaremos en casa tu hermana, tú y yo; hay que poner tres platos sobre la mesa. Y si el abuelo y la abuela estuvieran aquí, ¿cuántos seríamos?».

Devolver el cambio y cambiar dinero son operaciones sencillas para la gran mayoría de los adultos: lo hacemos casi todos los días desde hace años, pero para los niños no resulta tan fácil. Con seis o siete años el niño puede pensar: «Tengo un billete de 10 euros, pero el juguete que quiero cuesta 7, y no tengo monedas. Por lo tanto, no puedo comprarlo». Debemos explicarle que el billete de 10 euros equivale a 10 monedas de un euro. Se trata de valores. Por lo tanto, le daremos el billete a la cajera, que nos devolverá el cambio.

Aprender a leer la hora en un reloj requiere también tiempo y paciencia. No se puede comprender de una sola vez el recorrido de la aguja pequeña y el de la grande, ni que el segundero «no cuenta», salvo los segundos.

Los juegos de salón también pueden hacer milagros, sobre todo cuando todos los participantes disfrutan jugando, tanto los mayores como los niños, sin que se note ninguna intención pedagógica. Tiramos los dados, hay que avanzar la ficha tantas casillas como puntos haya en las caras visibles de aquellos. O distribuimos cartas: hay que dar el mismo número a cada jugador y jugar cada uno cuando le toca el turno, en el sentido de las agujas del reloj. Las reglas son idénticas para todo el mundo y hay que respetarlas para poder jugar todos juntos.

Lo que puede hacer un logopeda

No todos los logopedas tratan asuntos relacionados con las matemáticas. Es preciso acudir a un profesional especializado (véanse «Direcciones útiles»). El profesional lleva a cabo un examen en profundidad, repasando los diversos ámbitos de las matemáticas, como la enumeración o la resolución de problemas. Posteriormente, se apoya sobre lo que el niño sabe hacer y explora los ámbitos con los que tropieza. El logopeda también está atento a la actitud del niño: observa si disfruta manipulando las cifras o si lo hace sin ningún interés, o incluso con cierto asco.

Muchas veces el logopeda construye con el niño todo el material necesario para las sesiones: fichas, carpetas o casas para colocar y clasificar, sobres, papeles diversos para manipular, etc. Se trata de un proceso largo pero indispensable, pues la reeducación sólo tiene posibilidades de ser un éxito si el niño se implica activamente en ella. Por ello, el papel de los padres es muy importante: si su hijo tiene dificultades con las matemáticas, hable con él, explíquele que la reeducación supone una oportunidad para él, busquen juntos lo que pueda molestarle y frenar así su implicación, pues el grado de disfrute que experimenta el niño durante las sesiones representa un factor de éxito. Y a la inversa, cuanto más se instala en el niño el malestar con respecto a las matemáticas, más difícil es la reeducación. Por eso el diálogo tiene un especial interés, porque evita que el niño se bloquee y participe en las sesiones de manera pasiva.

En cuanto a los padres, no deben esperar milagros en la tercera sesión. Y, sobre todo, no deben confundir este trabajo de fondo con las clases individuales de recuperación, que están centradas en el programa escolar. El logopeda trabaja con la lógica, la clasificación, la deducción; intenta reconstruir las etapas que el niño pudo perderse en los sucesivos años escolares. Cuanto más mayor sea el niño, más pobres parecerán los resultados al principio del tratamiento. Pero, poco a poco, el niño recuperará la capacidad de considerar las matemáticas con serenidad, como una de las posibles representaciones de la realidad que lo rodea.

Lo esencial

No todos los niños que tienen dificultades con las matemáticas padecen discalculia.

Si su hijo parece perdido en matemáticas, actúe cuanto antes, pues el niño podría construir conocimientos falseados y atascarse.

No lo desaliente diciéndole que las mates no son para él: el interés por esta materia puede producirse de forma repentina, pues no se trata de una falta de inteligencia.

Ayude a su hijo a confiar en sí mismo y a no perder pie.

Capítulo 10

¿Qué ocurre en la consulta del logopeda?

Le han recomendado que lleve a su hijo al logopeda. Ahora está convencido de que en un caso como el suyo es aconsejable una consulta o, incluso, un seguimiento, pero ¿qué ocurre en la práctica?, ¿cómo se desarrollan las sesiones?

Un recorrido pautado

En principio, los padres no deberían ir directamente a la consulta del logopeda. Conviene que primero consulten con el médico de cabecera o el pediatra que trata al niño habitualmente para expresarle su preocupación. Este paso previo resulta muy útil: el médico escucha e intenta discernir las posibles causas del trastorno que manifiesta su joven paciente. Puede detectar problemas de audición, de estrés, de visión, o una enfermedad que agota al niño y afecta a su rendimiento escolar. El médico prestará atención también a las condiciones de vida de la familia: si los padres se han separado es comprensible que el niño esté perturbado. Una vez que el médico ha llevado a cabo su labor de filtro, puede considerar útil la opinión del logopeda.

Por otro lado, cuando en la escuela se detecta un alumno con dificultades, se concierta una entrevista con los padres y se les ofrece la posibilidad de que el niño sea atendido por el logopeda de la escuela.

Y he aquí un aspecto nuevo: ¿cómo se debe elegir al logopeda al que acudir? Esta elección es de suma importancia, porque es necesario que entre el especialista y los padres se establezca una relación de confianza, para que sea posible el diálogo. También es preciso que el niño se lleve bien con el logopeda, que no vaya a la consulta obligado.

No hay que dudar a la hora de pedir consejo al médico de cabecera.

La fase del examen

Independientemente de la edad del niño y sea cual sea la razón por la que han acudido a la consulta, el logopeda empieza con un examen. Los padres están presentes para proporcionar información imprescindible sobre las primeras etapas del desarrollo del niño: nacimiento, alimentación, destete, primeros pasos, sueño y lenguaje. Los padres explican quién cuida del niño, resumen sus enfermedades infantiles, especialmente las del ámbito de la otorrinolaringología, que tienen efectos sobre el habla. Si el niño es mayor, hablarán también de las condiciones en que se ha desarrollado su escolarización infantil y primaria. Por último, también se tendrán en cuenta las condiciones afectivas de la vida del niño: si tiene hermanos menores o mayores que él, si ha habido rupturas, separaciones o divorcios en su entorno, si los padres han tenido dificultades, o han padecido enfermedades o depresiones, etc.

En la práctica, es muy beneficioso que los padres se impliquen, de una manera u otra, en la reeducación que está a punto de iniciarse.

Durante el examen inicial, el logopeda intenta evaluar las capacidades de aprendizaje y de evolución del niño con la ayuda, entre otras herramientas, de pruebas tipo test. Asimismo, formula preguntas y observa cómo se comportan unos y otros durante la sesión: si los padres tienen tendencia a responder en lugar del niño, si este contesta con facilidad cuando se le habla, si muestra signos normales de timidez ante un extraño que se interesa por él o si no parece que conozca dónde estàn los límites.

El logopeda hará uso de múltiples criterios para evaluar la situación del niño y sus necesidades: memoria, referencias en el espacio y el tiempo, comprensión y expresión, etc. Al final del examen propondrá una reeducación o bien considerará que esta no es necesaria; una tercera opción del profesional consiste en proponer, ante la duda, unas cuantas sesiones más para formarse una opinión más precisa. En cualquier caso, el logopeda explicará a los padres las razones que han propiciado su propuesta y actuará de acuerdo con ellos.

Llegados a este punto, hay que establecer las modalidades prácticas de la reeducación. Es necesario encontrar un horario que convenga a todos, cosa que no siempre se consigue. Lo más aconsejable es que sea un momento en que el niño pueda ir acompañado a la cita, al menos por alguno de los padres, aunque a veces vaya solo. Debe ser un momento bien integrado en su horario, que no coincida con el escolar ni con ninguna actividad de ocio, un momento que no convierta el día de la consulta en una carrera loca. Se trata de un compromiso a largo plazo, ya que quizá se celebrarán una o dos sesiones por semana, con una duración media de 30-45 minutos en función de la edad del niño y de su capacidad de atención.

Como ya hemos comentado anteriormente, los padres deben apoyar a su hijo. No deben dudar en contactar con el logopeda de forma regular, por teléfono o en persona, para hacer balance. Esta conducta es buena para todos. Por otra parte, al principio, conviene que esperen un poco, por lo menos hasta que pasen las diez primeras sesiones, antes de que el logopeda les pueda proporcionar elementos que les permitan tener las cosas más claras.

La dirección paterna

En algunos casos, el logopeda propone a los padres que desempeñen un papel activo en la reeducación. Este acompañamiento se denomina dirección paterna y puede sustituir a las sesiones con el niño solo o bien complementarlas, como en el caso del tartamudeo.

Para ello, es preciso que los padres estén dispuestos a implicarse, lo que no siempre está tan claro. No obstante, ayudar al niño a progresar, cuando existe buena disposición y el horario lo permite, puede resultar muy gratificante: los padres desempeñan un papel, y así el niño no queda en manos del «especialista». El logopeda se convierte en un tercero que ayuda al niño a acceder al habla, o a la lectura, y no es «el-que-sabe», mientras que los padres son «los que no saben». El habla y la escritura pertenecen a todo el mundo, y precisamente la dirección paterna permite distribuir mejor las competencias de cada uno.

En la práctica, cada cierto tiempo se suele invitar a los padres a participar en una sesión con el niño. El logopeda también puede proponer un programa con pequeños ejercicios para hacer en casa. Por ejemplo, si el niño articula mal, se le puede hacer decir «lalala» en vez de «yayaya»; si todavía traga la saliva como un bebé, se le puede hacer tragar la saliva con la boca cerrada, para acostumbrarlo a la deglución secundaria. Durante las sesiones de dirección, se comenta el desarrollo de los ejercicios realizados en las sesiones anteriores: si se realizan de manera satisfactoria en casa, si se han hecho con tranquilidad, si, en el caso de un niño tartamudo, se ha conseguido reducir la presión en torno a él y mejorar su horario (véase el capítulo 4), qué dicen los maestros, si los padres han conseguido crear un clima relajado en el momento de hacer los deberes... Aunque estos consejos parezcan sencillos, no resulta fácil ponerlos en práctica, pues suponen un cambio de punto de vista y de postura.

¿Qué ocurre durante las sesiones?

Por regla general, los padres no asisten a todas las sesiones. Puede que entonces se sientan intrigados: ¿qué ocurre detrás de esa puerta cerrada, cuando su hijo está en reeducación?

El objetivo del profesional es conseguir un ambiente de comunicación con el niño que sea lo más natural posible. Por supuesto, resulta artificial, por definición, pagar a alguien para que hable con su hijo, pero, una vez aceptada esta convención, queda un gran margen de libertad.

En función de las necesidades del niño, de su propia personalidad y de sus competencias, el logopeda puede decidir trabajar a partir del canto, del ritmo, del dominó, de los juegos de construcción, de la plastilina, de los dibujos, etc. Cualquier soporte de comunicación es bueno, siempre que permita al niño progresar sin que se sienta presionado por el esfuerzo.

Sea cual sea el soporte utilizado, la progresión siempre sigue la misma lógica, lo cual resulta muy beneficioso para el niño: se parte de lo que este sabe, de lo que hace bien, y se va hacia lo que hace peor. El objetivo es tranquilizarlo: sí sabe cosas, aunque no están colocadas correctamente en su cabeza y aunque no las utilice todavía.

Este enfoque no constituye en absoluto una pérdida de tiempo, sino todo lo contrario, porque ayuda al niño a volver a empezar sobre una base correcta y a recuperar su autoestima. En algunos casos, para el niño se trata de la primera experiencia de relación con un adulto extraño que no lo juzga, que lo considera una persona individual y que se comunica libremente con él. El tiempo de la sesión está dedicado exclusivamente a él, la sesión le pertenece.

Todo esto ya es terapéutico e incrementa la posibilidad de un cambio. Por ejemplo, si un niño disléxico fotografía correctamente las palabras (es decir, utiliza correctamente la vía visual), se le pone en situación de éxito a partir de esta habilidad, y se puede incluso hacerle progresar en los ámbitos en los que ya trabaja bien. Al mismo tiempo, en pequeñas dosis, se le hace trabajar lo que no funciona bien, como la conciencia de los sonidos. El objetivo, en este caso, consiste en ayudar al niño a reequilibrar sus capacidades y no necesariamente en hacerle alcanzar la perfección.

Una observación: aparte de estas consideraciones sobre los soportes y los métodos, no hay que olvidar otra cuestión: existen diferentes corrientes ideológicas entre los logopedas, y, aunque puede no decirse de forma explícita, ello condiciona la práctica de estos profesionales.

Así pues, un logopeda muy influido por las neurociencias abordará los temas de manera diferente a un especialista orientado hacia la psicología de la comunicación. En el primer caso, se incidirá en habilidades muy determinadas, como clasificar sonidos, y se realizarán evaluaciones periódicas. En el segundo caso, el trabajo del logopeda consiste en conseguir que el niño o el adolescente muestre su personalidad profunda. El niño debe ser un agente activo de su reeducación, aunque al principio se muestre reacio. En este caso, el trabajo se centra en el sentido, el intercambio con el logopeda, a través de un diálogo personalizado.

El final de la reeducación

La duración del tratamiento varía mucho en función de cada caso: pueden bastar cuatro o cinco sesiones de orientación paterna sin reeducación o ser necesarios varios años de seguimiento en reeducación, como en el caso del tartamudeo, la dislexia o un retraso importante del habla. Algunas veces el tratamiento se interrumpe durante un tiempo y después se reemprende porque el niño lo necesita de nuevo. Por lo general, se necesita un año escolar, es decir, aproximadamente una treintena de sesiones a razón de una por semana, o una cincuentena a razón de dos por semana, para llevar a cabo la reeducación.

La decisión de suspender el tratamiento debería ser tomada conjuntamente por el logopeda, los padres y el niño, si este no es demasiado pequeño para expresar su punto de vista. Como hemos señalado anteriormente, el objetivo no es alcanzar la perfección. La ayuda debe cesar cuando se estima que la herramienta de comunicación ha mejorado lo suficiente para que la persona pueda arreglárselas sola. Pero no se trata necesariamente del final mágico de todas las dificultades, sobre todo en los casos de dislexia.

En ocasiones también ocurre que al cabo de unas cincuenta sesiones no se han observado muchos progresos. Esto puede suceder en los casos difíciles de retraso en el habla o de dislexia. En ese caso para el logopeda puede resultar muy útil consultar con un foniatra, un especialista de las enfermedades de los órganos de la fonación. El foniatra puede aconsejar otro tipo de tratamiento: terapia familiar, tratamiento psicológico o exámenes neurológicos, médicos y psiquiátricos en los casos muy graves. Es posible que exista un bloqueo psicológico que haya que tratar, así como lesiones o deficiencias sin diagnosticar. Sin embargo, antes de considerar estas posibilidades, debemos empezar por el principio, por el logopeda.

Lo esencial

Conviene que sea el médico de cabecera quien prescriba una sesión con el logopeda si se tiene alguna duda o preocupación.

Me aconsejan que lo lleve al logopeda

Cuando la escuela detecta un alumno con dificultades ofrece a los padres la posibilidad de que el niño sea atendido por el logopeda de la escuela.

El examen inicial del logopeda no siempre va seguido de un proceso de reeducación.

Para que la reeducación tenga éxito, es esencial la relación entre los padres y el logopeda.

Los padres tienen que ser el vínculo con la escuela y, por tanto, con el docente.

Conclusión

Todo el mundo habla de la logopedia y, en algunos entornos, parece que llevar al niño al logopeda se ha convertido casi en una moda. Por esta razón hemos escrito este libro. Hemos intentado abordar a grandes rasgos todos los problemas que pueden afectar al lenguaje, sea oral o escrito, con los que se puede encontrar su hijo. Y ya habrá comprendido que no se trata de ir corriendo a la consulta del especialista, sino de entender lo que es importante tener en cuenta para poder intervenir a tiempo. Ni muy temprano ni demasiado tarde.

En ciertos casos, como se ha expuesto a lo largo del libro, la ayuda cariñosa y atenta de los padres será suficiente. Tendrán que cambiar la visión que tienen de su hijo, lo que significa que no deberán fijarse en su pequeña dificultad ni empeñarse en corregirlo constantemente, con lo que se correría el peligro de obtener el resultado contrario al espera-do. Sin embargo, si mejoran las condiciones de inter-cambio, si hablan con él y con su maestro sobre sus dificultades y le organizan un horario en el marco del cual el niño pueda vivir y aprender sin estrés, le estarán ofreciendo la posibilidad de entender lo más importante de todo: la comunicación con los demás. Esto significa intercambiar un mensaje que tiene sentido, y no controlar constantemente la manera de decirlo.

Pero en el caso de que su hijo sufra y no pueda solucionarlo él solo, puede recurrir al logopeda para que le tranquilice, le oriente y, si es necesario, le proponga un tratamiento. Incluso en este caso, su papel es importante. Para que su hijo obtenga de este tratamiento el máximo beneficio posible, debe procurar que acuda de forma regular a las sesiones, acompañarlo todas las veces que le sea posible, hablar con el profesional y evaluar periódicamente los progresos obtenidos hasta el momento. Si su hijo necesita ayuda para devolver el sentido a las palabras, tendrá suerte si lo tiene a su lado para recorrer el camino junto a él.

Bibliografía

Para los padres

CHAUVEAU, Gérard, y Carine MAYO, *¿Le cuesta aprender a leer?*, Editorial De Vecchi, Barcelona, 2006.

CRUIZIAT, P., y M. LASERRE, *Dyslexique, peut-être, et après...*, Syros, 2000.

DODSON, F., *Tout se joue avant six ans*, col. «Réponses», Robert-Laffont, 1972 (consultar la segunda parte, el capítulo 12: «L'école se joue à la maison»).

LE HUCHE, François, *La tartamudez, opción curación*, Masson, Barcelona, 2000.

— *Les Apprentissages de la communication: Lire-Écrire-Parler*, Ramsay, 1990.

Para leer con el niño

JIMENO SANJUÁN, Almudena, *¡A ver, saca la lengua!*, Ediciones SM, 2003.

— *El enigma de la escritura*, Ediciones SM, 2003.

Direcciones útiles

Asociación de Logopedas de España (ALE)

C/ Jorge Juan, 21, 2.º 5.ª
46004 Valencia
Tel.: 963 525 142
Correo electrónico: info@asoc-logpedas-ale.org
www.asoc-logopedas-ale.org

Asociación Española de Logopedia, Foniatría y Audiología (AELFA)

C/ Violant d'Hongria, 111-115, esc. B, pral. 4.º
08028 Barcelona
Tel.: 933 309 141
Fax: 934 915 126
Correo electrónico: secretaria@aelfa.org
www.aelfa.org

Federación Española de Dislexia (FEDIS)

C/ Camino de Jesús, 68, local 9
07011 Palma de Mallorca
Tel.: 902 886 565
Fax: 902 886 470
www.fedis.org

Índice

¿Qué ocurre en la consulta del logopeda?

En la misma colección

Béatrice Copper-Royer y Guillemette de la Borie
*¡No, todavía no eres adolescente! - A los 8-12 años
todavía son niños*

Dr. Stéphane Clerget y Carine Mayo
*Cuando el pipí se resiste - Cómo ayudar al niño
a controlarse*

Gilles-Marie Valet y Anne Lanchón
No me gusta la escuela - Entenderlo, ayudarlo

Nicole Prieur e Isabelle Gravillon
*¡Dejad de pelearos! - ¿Debemos intervenir
en los conflictos de los niños?*

Dra. Dominique-Adèle Cassuto y Sophie Guillou
Mi hija se ve gordita - ¿Cómo ayudarla?

Jocelyne Dahan y Anne Lamy
Un solo padre en casa - Triunfar en el día a día

Stéphane Bourcet e Isabelle Gravillon
*Mi hijo ha sido agredido - En la escuela, en la calle,
en casa*

Dr. Patrice Huerre y Laurence Delpierre
¡No me hables en ese tono! - ¿Cómo reaccionar?

Dr. Patrick Blachère y Sophie Rouchon
*Pequeñas infidelidades en la pareja - Tolerancia
o ruptura*

Christine Brunet y Nadia Benlakhel
*¿Hasta cuándo durará esa rabieta? - Cómo
calmarlos sin ponerse nervioso*

Gérard Chauveau y Carine Mayo
Le cuesta aprender a leer - ¿Cómo ayudarlo?

Dra. Marie-Claude Vallejo y Mireille Fronty
*¡Para empezar, tú no eres mi madre! - ¿Qué lugar
debe ocupar una madrastra?*

Dr. Claude Allard y Cécile Dollé
*¿Qué hay en la tele?- Cómo ayudar a nuestros hijos
a elegir*

Ginette Lespine y Sophie Guillou
*Superar el desempleo en familia - ¿Cómo seguir
adelante?*

Claudine Badey-Rodríguez y Rietje Vonk
*Cuando el carácter se vuelve difícil - Cómo ayudar
a nuestros padres sin morir en el intento*

Beatrice Copper-Royer – Catherine Firmin-Didot
¡Deja un rato el ordenador!

www.ingramcontent.com/pod-product-compliance
Lightning Source LLC
Chambersburg PA
CBHW071559200326
41519CB00021BB/6804